Hospital Infantil Napoleón Franco Pareja
Unidad de Cuidado Intensivo Doña Pilar

Plan Maestro de Desarrollo Hospitalario

Tomo II:
PLAN FUNCIONAL

Autores:

Julio Mario Orozco Africano, MD, MSc
David Scott Jervis Jálabe, MD, MSc

Orozco Jervis Consultoría

©RenaSER Editores, 2016
2ª edición
ISBN-13: 978-1546862918
ISBN-10: 1546862919
Impreso en Colombia / *Printed in Colombia*
RenaSER Editores

Dr. Jaime Trucco Lemaitre
Presidente

Dr. Rodrigo de Vivero Camacho
Vicepresidente

Dr. Germán Sierra Navarro
Vocal

Dra. María Pía Mogollón Pupo
Vocal

Dra. Beatriz Román Piñeres
Vocal

Dr. Mauricio Cavelier Martínez
Vocal

Dra. Teresa Zureck Román
Vocal

Dr. Antonio Pretelt Emiliani
Vocal

Dr. Camilo Caviedes Hoyos
Vocal

Lic. Hna. Lucero Giraldo Urrea
Vocal

Dr. Luis Percy Vergara
Director

Dr. Hernando Pinzón Redondo
Subdirector de Servicios Médicos

Luis Fernando Arango
Subdirector administrativa y financiera

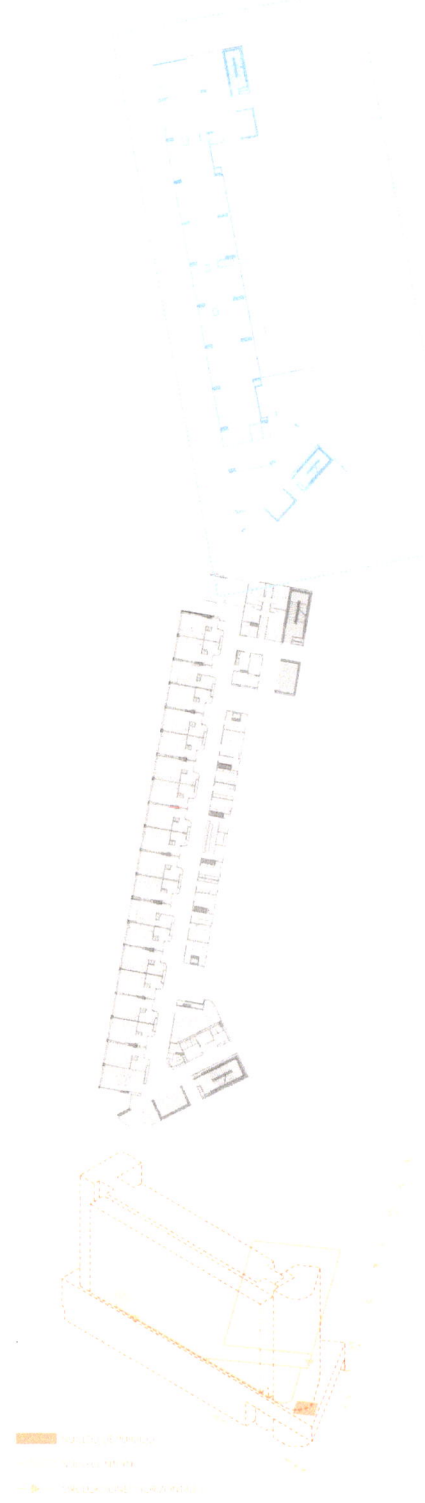

Índice

1 **Concepción filosófica** 19
   1.1   Política de dirección de la entidad 19
   1.2   Políticas de gestión de talento humano 20
   1.3   Política de responsabilidad con el medio ambiente 20
   1.4   Política de comunicación e información 20
      1.4.1   Política de administración y gestión de procesos 20
   1.5   Política de responsabilidad social con los usuarios 21
   1.6   Política sobre conflicto de intereses 21
   1.7   Política de contratación 21
   1.8   Política frente al sistema de control interno .. 22
   1.9   Política sobre riesgos 22
   1.10   Política en relación con los órganos de control interno 23

2 **Modelo organizacional** 25
   2.1   Plataforma estratégica 26
   2.2   Mega 26
   2.3   Visión 2018 26
   2.4   Misión 26
   2.5   Valores organizacionales 27
   2.6   Objetivos estratégicos 28
   2.7   Orientadores estratégicos 29

3　Alcance de los servicios 31
　3.1　Política de prestación servicios 31
　3.2　Política de seguridad del paciente 33
　3.3　Política de humanización de los servicios 34
　3.4　Política de atención víctimas 36

4　Modelo de operación de los servicios 39
　4.1　Caracterización del Nuevo Modelo de Atención 39
　4.2　Estándares que contribuyen a la Calidad de la Salud　39
　4.3　El alcance de los estándares centrado en los pacientes o clientes. 40
　4.4　El contenido de los estándares es comprensible. 40
　　4.4.1　Los servicios son accesibles 41
　　4.4.2　Los servicios son apropiados. 41
　　4.4.3　Los servicios son competentes 41
　　4.4.4　Los servicios son continuos. 42
　　4.4.5　Los servicios son eficaces. 42
　　4.4.6　Los servicios son eficientes 43
　　4.4.7　Los servicios son sensibles hacia el cliente o responden a las necesidades del cliente 43
　　4.4.8　Los servicios son seguros 43
　　4.4.9　Los servicios son sostenibles. 44
　4.5　Los estándares se planean, se formulan y evalúan a través de un proceso definido 44
　　4.5.1　Se planea el desarrollo y actualización de los estándares. 44

4.5.2 Las partes interesadas se involucran en el proceso de desarrollo y actualización. 45

4.5.3 Se emplea un proceso definido para introducir los estándares.......................................46

4.5.4 Los Estándares se evalúan y actualizan. ... 46

4.6 Los estándares permiten la medición consistente 47

4.6.1 Los estándares y criterios pueden calificarse de manera consistente. 47

4.6.2 Se puede medir el logro general de los estándares 47

5 Sistema de planeación, evaluación y control.. 49

5.1 Niveles 49

5.2 Desarrollo 50

6 Gestión de la calidad 53

6.1 Objetivos de calidad 53

6.2 Política de calidad 53

6.3 Despliegue del sistema de gestión de calidad 55

7 Sistema de información 57

7.1 Políticas de Tecnologías de Información y Comunicaciones -TICs 57

7.1.1 Alcance 57

7.1.2 Generalidades...57

7.1.3 Excepciones 58

7.2 Seguridad de la información 58

7.3 Conexiones externas 61

7.4 Nombramiento de usuarios y contraseñas.....61

7.5 Acceso como administrador 63

7.6	Uso de los computadores	64
7.7	Hardware	64
7.8	Software	65
7.9	Correo electrónico y mensajeria instantánea	66
7.10	Uso de internet	67
7.11	Dispositivos móviles	67
7.12	Auditorias y monitoreo	68
7.13	Violación de políticas	68
7.14	Plan Estratégico de las TICs	68
7.14.1	Misión	68
7.14.2	Visión	69
7.14.3	Ejes estratégicos	69
7.14.4	Objetivos estratégicos	70
7.14.5	Programas	71
8	**Análisis estratégico del Centro de Investigación y Docencia (CID)**	**75**
8.1	Análisis DAFO	75
8.1.1	Debilidades	75
8.1.2	Amenazas	75
8.1.3	Fortalezas	76
8.1.4	Oportunidades	76
8.2	Diagnóstico Docencia-Servicio	77
8.3	Acreditación como Hospital Universitario	78
9	**Modelo de Prestación de Servicios**	**85**
9.1	Hospitalización	87
9.2	Cirugías	90
9.3	Urgencias	92
9.4	Servicios de Apoyo Diagnóstico y Terapéutico	94

9.5 Consulta Externa 98

10 Programa médico arquitectónico del proyecto 101

10.1 Análisis de la infraestructura actual 102
- 10.1.1 Consulta Externa 105
- 10.1.2 Urgencias 105
- 10.1.3 Cirugía 106
- 10.1.4 Hospitalización 107
- 10.1.5 Apoyo Diagnóstico y Terapéutico 108
- 10.1.6 Cuidados críticos 108

10.2 Análisis de las áreas disponibles 109
- 10.2.1 Definición de las áreas a construir 111
- 10.2.2 Descripción funcional 112

10.3 Dotación requerida 113
- 10.3.1 Urgencias 113
- 10.3.2 Hospitalización 115
- 10.3.3 Cirugia 117
- 10.3.4 Laboratorio Clínico 120
- 10.3.5 Imagenología 122
- 10.3.6 Análisis consolidado de necesidades de dotación 123

11 Conclusiones y recomendaciones 125
- 11.1 Conclusiones 125
- 11.2 Recomendaciones 127

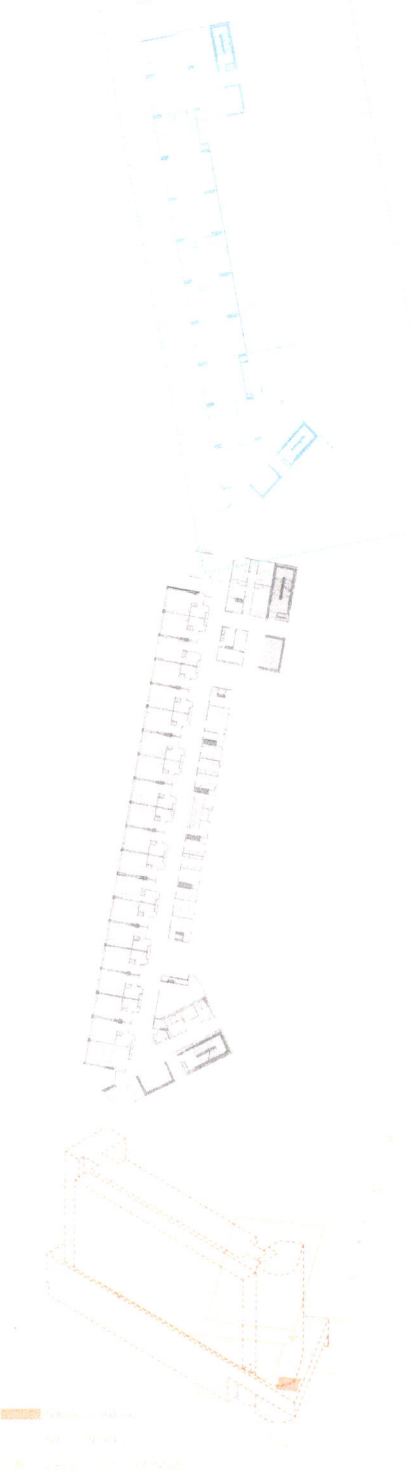

Índice de Tablas

Tabla 1. Niveles del sistema de planeación, evaluación y control del Hospital Infantil Napoleón Franco Pareja, Cartagena, 2016. 49

Tabla 2. Despliegue del sistema de planeación, evaluación y control del Hospital Infantil Napoleón Franco Pareja, en su componente de planeación, Cartagena, 2016 50

Tabla 3. Estrategias genéricas y sus respectivas competencias a desarrollar, Hospital Infantil Napoleón Franco Pareja, Cartagena, 2016 51

Tabla 4. Articulación planeación-calidad, del Hospital Infantil Napoleón Franco Pareja, Cartagena, 2016 .. 51

Tabla 5. Macro-procesos y sus responsables, Hospital Infantil Napoleón Franco Pareja, Cartagena, 2016 .. 55

Tabla 6. Despliegue de los macro-procesos, Hospital Infantil Napoleón Franco Pareja, Cartagena, 2016 55

Tabla 7. Número de estudiantes atendidos en desarrollo del componente Docencia-Servicio del HINFP, discriminados por tipo de estudiante y centro de educación. 77

Tabla 8. Ingresos percibidos por el HINFP en desarrollo del componente Docencia-Servicio, discriminado por tipo de estudiante, Cartagena, 2016. 77

Tabla 9. Camas hospitalarias actuales y en la nueva torre de hospitalización, HINFP, Cartagena, 2016................... 88

Tabla 10. Quirófanos actuales y de la nueva torre de hospitalización. HINFP, Cartagena, 2016................... 91

Tabla 11. Capacidad instalada del área quirúrgica, comparativa actual con la nueva torre del HINFP, Cartagena, 2016 91

Tabla 12. Salas de observación y consultorios de urgencia actuales y en la nueva torre, HINFP, Cartagena, 2016 92

Tabla 13. Capacidad instalada de la Urgencia, actual y proyectada del HINFP, Cartagena, 2016................... 94

Tabla 14. Servicios de apoyo diagnóstico que se habilitarán en la primera plana de la nueva torre del HINFP, Cartagena, 2016 95

Tabla 15. Demanda potencial de exámenes de laboratorio actual del HINFP, Cartagena, 2016 95

Tabla 16. Demanda potencial de exámenes de laboratorio futura del HINFP, Cartagena, 2016........................... 96

Tabla 17. Capacidad instalada estudios de imagenología, comparativas actual y proyectada del HINFP, Cartagena, 2016. 97

Tabla 18. Servicios de complementación terapéutica que se habilitarán en la nueva torre del HINFP, Cartagena, 2016. 97

Tabla 19. Capacidad instalada de la consulta externa proyectada, HINFP, Cartagena, 2016. 100

Tabla 20. Áreas a construir y demoler en la nueva torre del HINFP, Cartagena, 2016 111

Tabla 21. Dotación requerida para el servicio de Urgencias, en el nuevo HINF, Cartagena, 2016 113

Tabla 22. Dotación requerida para el servicio de Hospitalización, en el nuevo HINF, Cartagena, 2016 115

Tabla 23. Dotación requerida para el servicio de Cirugía, en el nuevo HINF, Cartagena, 2016 117

Tabla 24. Dotación requerida para el servicio de Laboratorio Clínico, en el nuevo HINF, Cartagena, 2016 120

Tabla 25. Dotación requerida para el servicio de Imagenología, en el nuevo HINF, Cartagena, 2016 122

Tabla 26. Consolidado de dotación por áreas, valor aproximado y porcetaje de participación en el presupuesto de dotación, HINFP, Cartagena, 2016. 124

Índice de Ilustraciones

Ilustración 1. Modelo organizacional Hospital Infantil Napoleón Franco Pareja. 25

Ilustración 2. Situación actual del HINFP, Cartagena, 2016 109

Ilustración 3. Zona de actuación de la nueva torre de hospitalización y servicios del HINFP, Cartagena, 2016 110

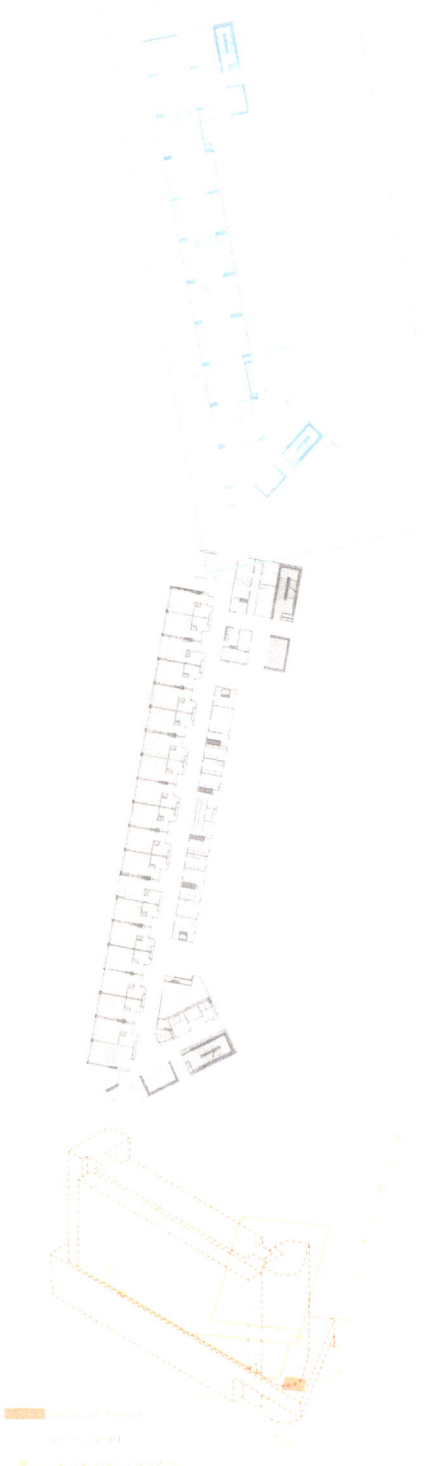

1 Concepción filosófica

1.1 Política de dirección de la entidad

El compromiso ético, empieza dentro de la institución como prestadores de servicios de salud de alta complejidad, con calidad e inmerso en el ámbito de la docencia, como hospital universitario, formando líderes en las áreas de la pediatría, transfiriendo conocimiento para la región, proporcionando alternativas estratégicas en el campo de la atención y la investigación.

En el escenario actual donde los resultados económicos son la clave esencial del progreso, es preciso defender y ahondar en la responsabilidad moral y profesional que le asiste a las instituciones prestadoras de servicios de salud frente a mejorar el estado de la salud en el país, responsabilidad social que implica la búsqueda de interacciones que logren la adhesión y solidaridad de una red de prestadores. Para tal efecto, se debe involucrar al conjunto de la institución, quienes deben liderar las acciones de transformación y cambio, crear condiciones de convivencia, dialogo participación y compromiso tanto en las prácticas individuales como colectivas, generando un clima proactivo dirigido a la integridad y transparencia en el ejercicio de la gestión clínica y administrativa.

1.2 Políticas de gestión de talento humano

La Casa del Niño se compromete con el desarrollo de las competencias, habilidades, aptitudes e idoneidad de sus funcionarios, determinando políticas y prácticas de gestión humana que deben incorporar los principios constitucionales de justicia, equidad, imparcialidad y transparencia al realizar los procesos de selección, inducción, formación, capacitación, promoción y evaluación del desempeño.

1.3 Política de responsabilidad con el medio ambiente

La Casa del Niño se compromete a respetar el medio ambiente, diseñar, implementar y mantener el programa de gestión ambiental mediante el desarrollo de estrategias internas y externas que permitan minimizar y mitigar los riesgos inherentes a la prestación de los servicios de salud.

1.4 Política de comunicación e información

La Casa del Niño se compromete a asumir la comunicación y la información como bienes públicos, a conferirles un carácter estratégico y orientarlas hacia el fortalecimiento de la identidad institucional.

1.4.1 Política de administración y gestión de procesos

La Casa del Niño - Hospital Infantil Napoleón Franco Pareja - desarrollara su administración basado en un modelo de operación por procesos, atendiendo el sistema de gestión de la calidad, con un enfoque basado en el ciclo P.H.V.A. es decir planear, hacer, verificar y actuar, en tal sentido cada dependencia se responsabilizará de socializar e implantar todos los manuales de procesos y procedimientos, guías medicas basadas en la evidencia científica y protocolos realizando los ajustes del caso; la verificación estará a cargo de la oficina de control interno.

1.5 Política de responsabilidad social con los usuarios

La Casa del Niño - Hospital Infantil Napoleón Franco Pareja - se orientará hacia el desarrollo humano integral de los niños, para lo cual propenderá por el mejoramiento de la calidad y la prestación integral en los servicios de salud.

1.6 Política sobre conflicto de intereses

El Gerente y su Equipo, los miembros de los Comités y los usuarios, se regirán por criterios de legalidad, transparencia, ética, productividad, justicia, igualdad y respeto absoluto, atendiendo primordialmente los intereses generales y no los individuales.

1.7 Política de contratación

La Casa del Niño - Hospital Infantil Napoleón Franco Pareja - dará cumplimiento formal y real al Estatuto de Contratación Estatal y normatividad vigente en cuanto a la contratación civil; y aplicará diferentes estrategias para la divulgación, transparencia, pedagogía y fortalecimiento del proceso contractual como: Jornadas de sensibilización sobre trámites, procedimientos y sistema integral para la vigilancia de la contratación estatal SICE, con proveedores actuales y potenciales. Registro en el SICE del plan de compras y contratos celebrados.

1.8 Política frente al sistema de control interno

La Casa del Niño - Hospital Infantil Napoleón Franco Pareja – a pesar de ser una entidad privada, dará aplicación a un Modelo de control interno similar al Modelo Estándar de Control Interno estatal (MECI) y velará por su cumplimiento por parte de todos los funcionarios, para que desarrollen estrategias gerenciales que conduzcan a una administración eficiente, eficaz, imparcial, íntegra y transparente, por medio de la autorregulación, la autogestión, el autocontrol y el mejoramiento continuo para el cumplimiento de los fines del Estado en lo relacionado con el servicios público de salud; propiciando el control estratégico, el control de gestión y el control de evaluación.

El propósito esencial del Modelo de Control Interno es orientar la entidad hacia el cumplimiento de sus objetivos y la contribución de éstos a los fines planteados en el Plan de Desarrollo Institucional, para lo cual se estructura en tres grandes subsistemas, desagregados en sus respectivos componentes y elementos de control.

1.9 Política sobre riesgos

La Casa del Niño - Hospital Infantil Napoleón Franco Pareja - declara que en el desarrollo de sus actividades ocurren riesgos, por lo cual se compromete a adoptar mecanismos y acciones necesarias para la gestión integral de riesgos, que minimice el impacto de las decisiones que toma la ESE respecto a los usuarios. La Administración, se compromete a desarrollar la gestión del riesgo en todos sus componentes y niveles de la Organización, y a implementar controles a los elementos identificados, de tal forma que se garantice la minimización del riesgo.

1.10 Política en relación con los órganos de control interno

La Junta, el Gerente, su equipo administrativo y demás funcionarios de la Institución se comprometen a mantener unas relaciones armónicas con los Órganos de Control del Estado y a suministrar la información que legalmente estos requieren en forma oportuna, completa y veraz, para que puedan desempeñar eficazmente su labor. Igualmente se comprometen a implantar las acciones de mejoramiento institucional que se deriven de las auditorias e informes de los Órganos de Control.

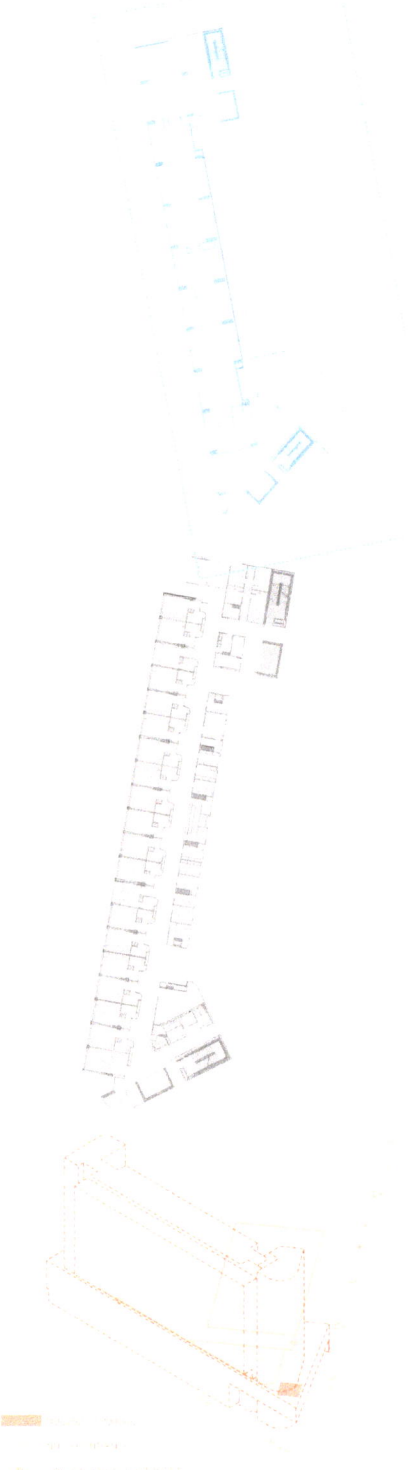

2 Modelo organizacional

Ante la eventual ampliación de los servicios y el fortalecimiento de la infraestructura física del Hospital Infantil Napoleón Franco Pareja y de la UCI Doña Pilar, se genera la necesidad de reorientar el modelo de gestión de estas entidades y adecuar su estructura organizacional para asumir una capacidad instalada y productiva mucho mayor.

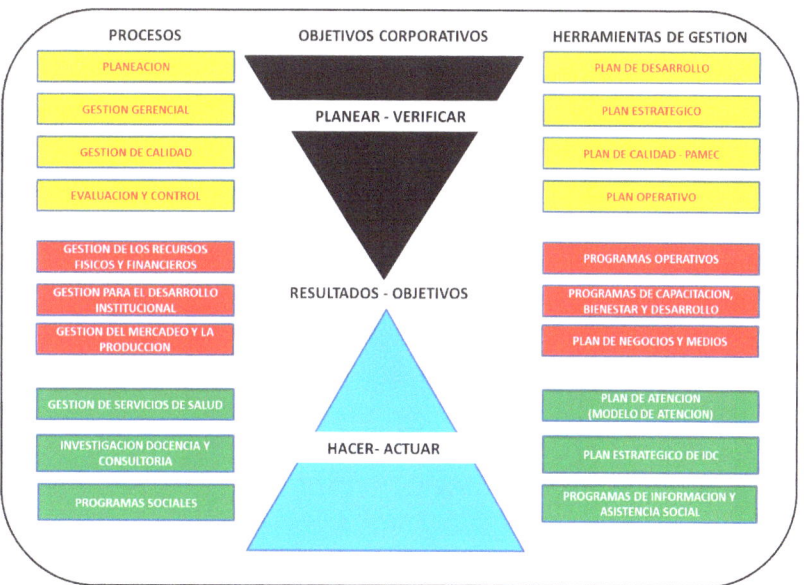

Ilustración 1. Modelo organizacional Hospital Infantil Napoleón Franco Pareja.

2.1 Plataforma estratégica

EL Hospital Infantil Napoleón Franco Pareja y la UCI Doña Pilar son entidades privadas sin ánimo de lucro con fines sociales enfocados en la prestación de servicios de salud para la población pediátrica del departamento de Bolívar y la región caribe en general.

2.2 Mega

Ser el hospital universitario pediátrico de mayor reconocimiento nacional por su lucha contra la mortalidad infantil.

2.3 Visión 2018

Consolidarse como el hospital universitario pediátrico subespecializado de mayor importancia de Colombia, reconocido por su compromiso social y científico a favor de los niños y niñas de la costa caribe.

2.4 Misión

Somos una empresa privada sin ánimo de lucro que como Hospital Universitario produce servicios de salud especializados y subespecializados con alta calidad técnica, científica, profesional y humana para la población pediátrica de la región, considerando que cada niño y niña es un valioso regalo de Dios que hay que cuidar de manera integral.

Asumimos con responsabilidad social el compromiso de contribuir al desarrollo humano integral, al sostenimiento equilibrado y justo del sector, del medio ambiente y a la formación del talento humano en salud de mayor prestigio y reconocimiento regional.

2.5 Valores organizacionales

RESPETO: Entendemos la dignidad humana como el eje que gobierna todas nuestras relaciones con colaboradores, pacientes y sus familias actuando siempre con acatamiento de las directrices, normas, guías y protocolos adoptados por la Casa Del Niño, de manera que se sientan atendidos de forma ética, segura, con calidad, e informados suficientemente del proceso de atención

COMPROMISO SOCIAL: Entendemos que la salud no es un negocio mercantilista y nos comprometemos de corazón en un permanente actuar solidario, cálido, humano, que supere barreras de accesibilidad, oportunidad y bienestar para todos, que cuide el medio ambiente; que genere formación del talento humano en salud e investigación y que produzca mejoras objetivas en el estado de salud individual y colectivo de los niños y niñas de nuestra población.

TRABAJO EN EQUIPO: Comprendemos que el logro de brindar atención segura y efectiva en salud y controlar la mortalidad infantil, es fruto de la alineación y unión solidaria de saberes, competencias y valores individuales que de manera tolerante e incluyente comunica, retroalimenta y actúa para que la Casa del Niño logre satisfacer con excelencia las necesidades y expectativas de todos nuestros usuarios.

PERSEVERANCIA: Actuamos con firmeza, no desmayamos ante las dificultades y reintentarlo creativamente hace parte de nuestra cotidianidad y compromiso con la institución y la sociedad, de modo que nuestros pacientes reciban una atención oportuna e integral y la institución alcance las metas y objetivos propuestos.

AUTOCONTROL: De manera sistemática, con honestidad y objetividad nos autoevaluamos proactivamente para lograr que nuestra colaboración institucional sea apegada al mejoramiento continuo de procesos y procedimientos y genere los productos o servicios con la calidad requerida por nuestros usuarios.

2.6 Objetivos estratégicos

1. Controlar la tasa de mortalidad infantil intrahospitalaria implementando un modelo de prestación de servicios de Salud de Mediana y Alta Complejidad excelentes, integrales, sustentados en la gestión del riesgo, la seguridad del paciente, la humanización de la atención y una cultura organizacional centrada en el usuario.

2. Ampliar la capacidad instalada y modernizar la infraestructura y tecnología Hospitalaria mediante el diseño y ejecución de un plan maestro de desarrollo que fortalezca nuestra competitividad.

3. Implementar un modelo organizacional que asegure el desarrollo integral de nuestro capital humano y su alineación con el cumplimiento de las políticas y objetivos Institucionales.

4. Implementar un modelo de operación eficiente que asegure la sostenibilidad financiera de la empresa y garantice el financiamiento de su plan maestro de desarrollo.

5. Lograr la satisfacción, fidelidad y compromiso de nuestros pacientes, clientes, colaboradores, proveedores y la sociedad, fortaleciendo nuestra responsabilidad social y el legado altruista de la institución.

6. Posicionar al centro de investigación y docencia del Hospital como una unidad estratégica que genere reconocimiento institucional por su contribución al desarrollo académico e investigativo del sector salud de la región y aporte insumos técnicos y científicos para el fortalecimiento del modelo de prestación de servicios del Hospital.

2.7 Orientadores estratégicos

Los orientadores estratégicos son cinco:

1. **MODELO DE PRESTACIÓN DE SERVICIO**: Organizar de manera eficiente y suficiente nuestra de servicios disponibles para maximizar la capacidad de atención con altos niveles de calidad que permitan la acreditación Institucional.

2. **PLAN MAESTRO DE DESARROLLO HOSPITALARIO**: Planificar el desarrollo de la infraestructura física y arquitectónica del Hospital de acuerdo a las tendencias

epidemiológicas, demanda potencial de servicios y a los requerimientos técnicos y normativos del sector.

3. **MODELO DE ORGANIZACIÓN Y OPERACIÓN**: Implementar una estructura organizacional sólida y confiable que permita el desarrollo integral de su capital humano y opere con eficiencia y asertividad los procesos de la organización.

4. **RESPONSABILIDAD SOCIAL EMPRESARIAL**: Desarrollar nuestro modelo de gestión social bajo criterios nacionales e internacionalmente reconocidos.

5. **INVESTIGACIÓN Y DOCENCIA**: Proyectar el Centro de Investigación y docencia como una unidad estratégica que genere valor y reconocimiento académico y científico al Hospital Napoleón Franco Pareja.

3 Alcance de los servicios

3.1 Política de prestación servicios

El Hospital Infantil Napoleón Franco Pareja presta servicios de salud de pediatría especializada y sub-especializada con el propósito de mejorar el estado de salud los niños de Cartagena, Bolívar y de otros departamentos de la Región Caribe.

Son objetivos de nuestra política de prestación de servicios el mejoramiento continuo de la accesibilidad, la calidad y la eficiencia en la atención de nuestros usuarios.

Cuatro ejes orientan nuestra política de prestación de servicios, a saber: la integralidad, la responsabilidad social, la humanización y la atención centrada en el usuario.

Entendemos la integralidad como la disposición de un portafolio de servicios que abarque todos los niveles de intervención de la enfermedad, a saber: promoción, prevención, diagnóstico, tratamiento y rehabilitación. Este eje orientador nos impulsa a contar con una amplia gama tecnologías sanitarias y de especialidades y subespecialidades de modo que, en la mayoría de los casos, una vez los pacientes ingresen a nuestra institución, no requieran ser trasladados a otra.

"La Casa del Niño" está comprometida de manera responsable con nuestra sociedad, lo cual se ha demostrado durante los más de 63 años de fiel servicio a la comunidad de escasos recursos y con las contribuciones significativas a los indicadores de salud pública del Distrito de Cartagena y del Departamento de Bolívar. Este eje orientador nos impulsa a diseñar y aplicar modelos de prestación de servicios que sigan combatiendo la mortalidad infantil y mejorando el perfil de morbilidad de nuestros usuarios para seguir viendo caritas sonrientes y niños saludables.

En "La Casa del Niño" nuestros pacientes y sus familiares o acudientes son considerados seres bio-psico-sociales y espirituales. Este eje orientador nos impulsa a que todos los funcionarios, sean de planta o contratados o colaboradores, estemos comprometidos con ofrecerles un trato cálido y bondadoso, que manifieste respeto por su dignidad humana, sus costumbres y sus creencias, aunque no las compartamos.

Entendemos por atención centrada en el usuario la gestión de atención y prestación de servicios de salud que propende por la agilización de procesos y la capacidad de respuesta efectiva buscando la plena satisfacción de necesidades y expectativas del usuario. Este eje orientador nos impulsa a perfilar y gestionar nuestro sistema de calidad y de información a través de procesos pensados para la celeridad, continuidad y efectividad en la atención de los pacientes y sus acudientes.

3.2 Política de seguridad del paciente

En el Hospital Infantil Napoleón Franco Pareja todo el talento humano, sin excepción, incluidos funcionarios de planta, personal suministrado por contrato, personal tercerizado o por convenios docencia servicio, tanto de nivel directivo, de apoyo y misional, estamos comprometidos con la prestación de servicios de salud seguros para nuestros pacientes, que se evidencien en la obtención de resultados tangibles y medibles.

Para lograr este objetivo procuramos la implementación de metodologías científicamente probadas y la adopción de herramientas prácticas que mejoren las barreras de seguridad y establezcan un entorno seguro de la atención en salud.

Los directivos nos obligamos a direccionar el diseño de los procesos hacia la promoción de una atención en salud segura, de modo que se minimicen los riesgos en el cuidado de nuestros pacientes y se prevenga la ocurrencia de eventos adversos.

Aseguramos el mantenimiento preventivo y correctivos necesarios a la infraestructura física, la dotación industrial, tecnológica y biomédica, con especial énfasis en la calibración y metrología de nuestros equipos.

Un programa de educación continuada para el personal asistencial de la institución los mantiene actualizados con la aplicación de procedimientos con suficiente soporte científico a través de la revisión y permanente actualización de Protocolos de Atención Médica y Guías de Práctica Clínicas soportadas en la metodología de Medicina Basada en Evidencia.

Para comprometer a los pacientes y sus familiares en la atención segura, implementamos estrategias de educación para identificación, minimización e intervención de riesgos en procura de una disminución de eventos adversos.

Coordinamos acciones permanentes con los diferentes actores del sistema general de seguridad social en salud para integrar una red de seguridad en la atención de pacientes con los aseguradores, otros prestadores, direcciones territoriales de salud y organismos de inspección, vigilancia y control.

3.3 Política de humanización de los servicios

En "La Casa del Niño" nuestros pacientes y sus familiares o acudientes son considerados seres bio-psico-sociales y espirituales, por lo que brindamos servicios de salud en forma humanizada. Sabemos que la humanización de los servicios no se limita al trato cálido y bondadoso, sino que va más allá y toca la esencia misma de la calidad de la atención, de modo que procure la aplicación de los 4 principios básicos de la bioética, a saber: beneficencia, no maleficencia, autonomía y justicia.

Para la aplicación del principio de beneficencia procuramos la selección de los procedimientos, intervenciones y métodos mejor soportados científicamente, procurando hacer el mejor bien posible a la salud de los pacientes.

Para la aplicación del principio de no maleficencia, procuramos evaluar en junta médica y en equipos interdisciplinarios, siempre que sea necesario, todas las alternativas diagnósticas y terapéuticas posibles en cada caso, de modo que se descarten los procedimientos e intervenciones cuyos riesgos sobrepasan los posibles beneficios a la salud de nuestros pacientes, siempre basando nuestras decisiones clínicas en la mejor evidencia científica disponible.

El principio de autonomía implica entender que los padres, acudientes e incluso algunos pacientes son agentes morales responsables y libres para tomar decisiones. En vista de lo anterior respetamos las decisiones de los padres en la atención de sus hijos e incluso aceptamos la emancipación de pacientes menores maduros que puedan expresar de manera clara y precisa sus creencias, convicciones, dudas o temores. El consentimiento y asentimiento o disentimiento informado de los padres de los pacientes o acudientes que tengan la patria potestad o tutela del niño será obligatorio.

Para la aplicación del principio de justicia, durante el proceso de atención en salud, garantizamos el acceso oportuno y equitativo de todos nuestros pacientes a las tecnologías sanitarias disponibles en la institución.

3.4 Política de atención víctimas

El Hospital Infantil Napoleón Franco Pareja es una institución defensora de los niños, niñas y adolescentes víctimas de abuso. La institución no tolera ningún tipo de abuso dentro ni fuera la misma.

En todo caso que se presuma algún tipo de abuso, la institución hará todo lo posible por esclarecer las circunstancias en las que eventualmente el niño fue víctima y notificará siempre a las autoridades sobre el caso. La Casa del Niño facilitará a las autoridades competentes el acceso a la información necesaria para garantizar la atención interinstitucional del caso, protegiendo siempre el derecho a la privacidad, la dignidad e intimidad de la víctima.

Siempre que se detecte un eventual caso de víctima de abuso, sea físico, psíquico, emocional o sexual, nuestros funcionarios procurarán dar prioridad en la atención y manejarán la información con discreción y prudencia, de conformidad con los lineamientos del Ministerio de Salud y Protección Social.

El trato a la víctima y a sus acudientes será digno y siempre respetando los principios delineados en nuestra política de humanización de los servicios.

Se debe informar al Director en TODOS los casos en los que existe confirmación o una certeza razonable. Los profesionales que brindan atención a la víctima están obligados a observar los lineamientos y protocolos establecidos por la rama judicial y el Ministerio de Justicia en lo relacionado con la notificación del caso y preservación de la cadena de custodia.

Ninguna persona, a nombre de la institución, está autorizada para proceder a denunciar el caso ante las autoridades competentes o emitir declaraciones ante los medios de comunicación. Todo comunicado oficial saldrá de la Dirección de la institución.

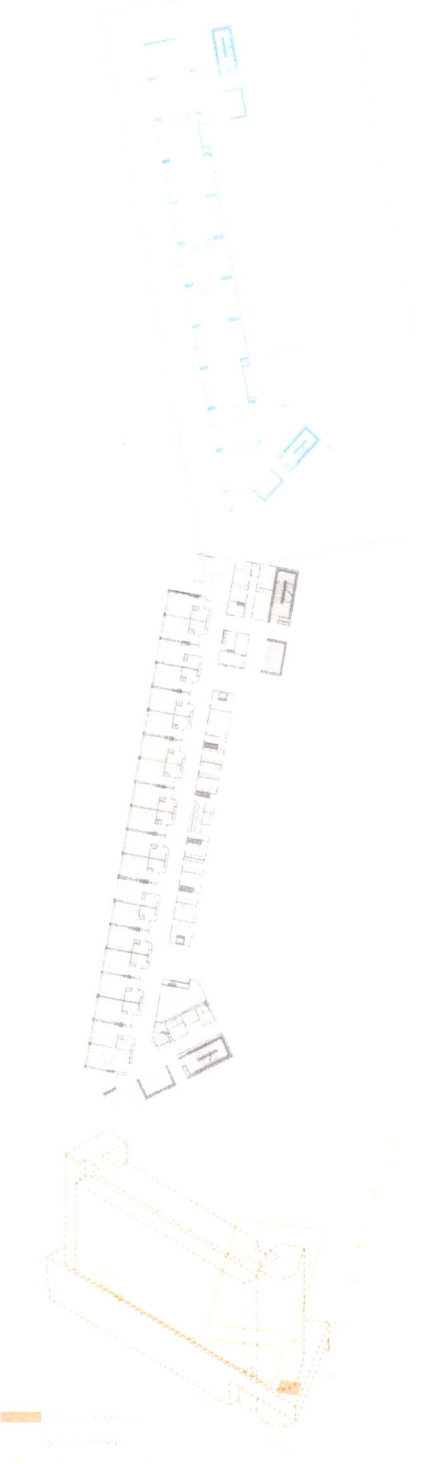

4 Modelo de operación de los servicios

4.1 Caracterización del Nuevo Modelo de Atención

El modelo de atención que se plantea implementar en el Hospital Infantil Napoleón Franco Pareja se acoge a los estándares internacionales de atención en salud, denominados ISQua, los cuales presentan las siguientes características y principios:

4.2 Estándares que contribuyen a la Calidad de la Salud

1. Está definida la responsabilidad de reportar y mejorar la calidad del desempeño

2. Se demuestra la responsabilidad de la información entregada al público, de las instituciones evaluadas y de su calidad

3. Se cuenta con un sistema de calidad que integra el mejoramiento continuo en todos los aspectos del desempeño e incluye el monitoreo sistemático y la mejora de la atención y los servicios

4. Se reconocen los requerimientos y políticas de salud y se integran en los estándares cuando resulte apropiado

4.3 El alcance de los estándares centrado en los pacientes o clientes.

1. El alcance de los estándares se define claramente y comprende una organización completa o el servicio al paciente / cliente.

2. El continuo de la atención o el servicio al paciente / cliente está reflejado en los estándares. Éstos comprenden el acceso, la evaluación, la planificación, la entrega, evaluación de la entrega de la atención y el servicio.

3. La planificación, entrega y evaluación del servicio ocurre en asociación con los pacientes / clientes y los prestadores de atención.

4. Están definidas las responsabilidades del gobierno y la gerencia, en apoyo a la organización o servicio y se evalúa su desempeño.

5. Están definidas las responsabilidades de los servicios que apoyan a los pacientes/ clientes y se evalúa su desempeño.

4.4 El contenido de los estándares es comprensible.

El contenido de los estándares es comprensible y refleja las siguientes dimensiones de calidad: accesibilidad, aptitud, competencia o capacidad, continuidad, eficacia, eficiencia, sensibilidad hacia los clientes, seguridad y sostenibilidad.

4.4.1 Los servicios son accesibles

1. Los servicios son físicamente accesibles.

2. Las comunidades pueden tener acceso a una serie de servicios apropiados para sus necesidades definidas.

3. Los tiempos de espera para los servicios son aceptables por la comunidad en los que se prestan.

4. Los servicios son sensibles a la comunidad cultural y espiritualmente

5. Se definen claramente la misión o propósito y funciones de las organizaciones o servicios que están siendo evaluados.

4.4.2 Los servicios son apropiados.

1. Los servicios se basan en la evaluación de las necesidades del paciente / cliente.

2. Los servicios se basan en estándares establecidos y aceptados, con guías basadas en la evidencia.

3. Los servicios reflejan las preferencias y escogencias del paciente / cliente, cuando sea posible.

4. Se especifican políticas y procedimientos o procesos clave.

4.4.3 Los servicios son competentes

1. El personal tiene las calificaciones pertinentes, habilidades y experiencia y, cuando sea apropiado,

cuentan con competencia comprobada. (certificados).

2. El personal ha recibido formación, ha sido desarrollo y ha sido evaluado.

3. Las facilidades y los equipos son apropiados para los servicios que son proveídos.

4.4.4 Los servicios son continuos.

1. Los procesos de admisión e ingreso son coordinados.

2. Los servicios se planean y coordinan en el tiempo, entre las personas, entre los equipos y los servicios.

3. La terminación del servicio o el egreso se planea con el paciente / cliente.

4. Los servicios de internación son coordinados al interior y con la comunidad.

4.4.5 Los servicios son eficaces.

1. Se identifican los resultados esperados y se mide su logro.

2. Se emplean indicadores claves para medir y mejorar el desempeño.

4.4.6 Los servicios son eficientes.

1. Los servicios se prestan de manera oportuna y costo-efectiva, mientras se alcanzan los resultados esperados.

2. Los servicios se prestan de acuerdo con los planes y presupuestos individuales y organizacionales.

3. Se revisa la utilización de los recursos.

4.4.7 Los servicios son sensibles hacia el cliente o responden a las necesidades del cliente

1. Se respetan los derechos del paciente / cliente a la dignidad, confidencialidad, información, comunicación efectiva y libre elección.

2. Los pacientes / clientes participan en sus propios procesos de atención /servicio.

3. Los consumidores participan en la planeación de la prestación del servicio de salud.

4. Se mide la satisfacción del paciente /cliente con los servicios y se atienden las quejas e inquietudes.

4.4.8 Los servicios son seguros.

1. Las instalaciones y equipos cumplen con los requisitos de seguridad.

2. Existe un enfoque coordinado para la gestión del riesgo.

3. Se identifican y gestionan los riesgos relacionados con la atención y el medio ambiente.

4. Los incidentes, eventos adversos y aproximaciones a errores se reportan y usan para mejorar los servicios. Se protegen la salud y seguridad del personal.

4.4.9 Los servicios son sostenibles.

1. El personal y las partes interesadas participan de la planificación estratégica de la organización.

2. La planificación del servicio se basa en la dirección estratégica de la organización y tiene en cuenta los factores ambientales y financieros.

3. Se recluta y se da formación al personal y, se mantiene su competencia a fin de cumplir con los requisitos del servicio.

4. Las instalaciones y equipos se mantienen en forma sistemática y se actualizan.

5. Se apoya la innovación y la investigación.

4.5 Los estándares se planean, se formulan y evalúan a través de un proceso definido

4.5.1 Se planea el desarrollo y actualización de los estándares.

1. Se obtienen las opiniones de los profesionales, los compradores, los proveedores y los grupos de consumidores acerca de la necesidad de

estándares nuevos o actualizados y se emplean en el desarrollo y mejora de las normas.

2. Los estándares se desarrollan y actualizan de acuerdo con un plan que incluye resultados, prioridades, recursos y marcos temporales y los principios que los rigen.

3. Se consideran las relaciones con los estándares de otras organizaciones, con los requisitos profesionales y reguladores a fin de minimizar la duplicación.

4. Los estándares se basan en la investigación actual, la evidencia y la práctica aceptada.

4.5.2 Las partes interesadas se involucran en el proceso de desarrollo y actualización.

1. Los intereses de los profesionales, compradores, proveedores y consumidores

2. Se ven representados en el proceso de desarrollo y actualización de los estándares.

3. Los procesos de consulta son aptos para los grupos consultados.

4. Los estándares son probados por los prestadores y los evaluadores antes de su aprobación, para garantizar que sean comprensibles, pertinentes y alcanzables.

5. Los estándares nuevos revisados son aprobados por el organismo establecido antes de la implementación final.

4.5.3 Se emplea un proceso definido para introducir los estándares

1. Se proporciona información y educación a los usuarios y evaluadores sobre los estándares nuevos y actualizados, para soportar su interpretación e implementación.

2. Las actualizaciones de los estándares son publicadas y distribuidas a los usuarios y evaluadores con tiempo suficiente para que desarrollen una comprensión de las normas antes de la fecha de su implementación. Se identifican con claridad los parámetros y marcos temporales y cualquier arreglo transicional.

4.5.4 Los Estándares se evalúan y actualizan.

1. Se documentan y monitorean las opiniones y la satisfacción de los usuarios, de los evaluadores y de los grupos de interés.

2. Para contribuir a la mejora de los estándares, se analiza y evalúa la información obtenida del uso y revisión de éstos.

3. Existe un proceso y un cronograma definidos, para evaluar y actualizar los estándares sobre una base regular.

4.6 Los estándares permiten la medición consistente

4.6.1 Los estándares y criterios pueden calificarse de manera consistente.

1. Existe un sistema de calificación claro para medir el desempeño contra cada estándar y / o criterio.

2. Se proporcionan directrices u otra información para ayudar a los usuarios a calificar de manera consistente.

3. Los estándares se pueden interpretar de manera consistente.

4.6.2 Se puede medir el logro general de los estándares

1. Existe un sistema muy bien definido para medir el logro general de un conjunto de estándares de manera consistente.

2. Se evalúa el sistema de medición.

3. Se evalúa la satisfacción de los usuarios con el sistema de medición y calificación y se emplean los resultados para realizar mejoras.

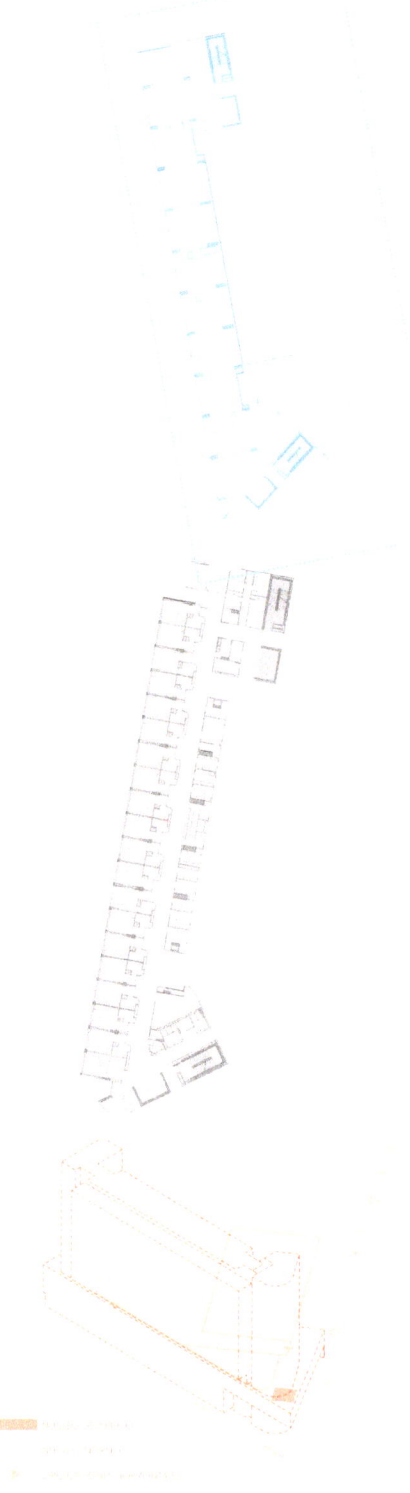

5 Sistema de planeación, evaluación y control

5.1 Niveles

El sistema de planeación, evaluación y control del Hospital se encuentra dividido en tres niveles de implementación: estratégico, táctico y operativo, cada uno de ellos con un producto y un responsable de su consecución (Tabla 1).

Tabla 1. Niveles del sistema de planeación, evaluación y control del Hospital Infantil Napoleón Franco Pareja, Cartagena, 2016.

Nivel	Producto	Responsables
Estratégico	Plan de Desarrollo Institucional	Director
Táctico	Banco de Programas y proyectos	Jefe de unidad de planeación y control
Operativo	Planes Operativos de Acción	Jefes de unidades y coordinadores

La articulación de cada uno de estos niveles se lleva a cabo a través de los procesos de planeación corporativa, que parten de la misión y la visión, con sus respectivos objetivos estratégicos, pasando por los programas y proyectos derivados de los anteriores, durante la planeación táctica, hasta llegar a planes operativos que se integran a las labores del día a día de cada uno de los funcionarios del Hospital (Tabla 2).

Tabla 2. Despliegue del sistema de planeación, evaluación y control del Hospital Infantil Napoleón Franco Pareja, en su componente de planeación, Cartagena, 2016

		Planeación estratégica		Planeación táctica	Planeación operativa
VISIÓN	MISIÓN	Objetivo 1	Programa 1	Proyecto 1.1.	P.O.A. 1.1.
				Proyecto 1.2.	P.O.A. 1.2.
		Objetivo 2	Programa 2	Proyecto 2.1.	P.O.A. 2.1.
				Proyecto 2.2.	P.O.A. 2.2.
		Objetivo 3	Programa 3	Proyecto 3.1.	P.O.A. 3.1.
				Proyecto 3.2.	P.O.A. 3.2.
		Objetivo 4	Programa 4	Proyecto 4.1.	P.O.A. 4.1.
				Proyecto 4.2.	P.O.A. 4.2.
		Objetivo 5	Programa 5	Proyecto 5.1.	P.O.A. 5.1.
				Proyecto 5.2.	P.O.A. 5.2.

5.2 Desarrollo

A partir de esta estratificación, la Institución ha establecido tres (3) estrategias genéricas: liderazgo en costos, diferenciación y focalización, que implican el desarrollo de algunas competencias institucionales (Tabla 3).

La integración de la planeación, con la evaluación y el control, se hace a través del sistema de gestión de calidad, de manera que naturalmente se articula con el programa de auditorías para el mejoramiento continuo de la calidad (PAMEC) y los procesos y procedimientos institucionales. La existencia de instrumentos e indicadores de proceso, resultado e impacto en cada uno de estos sistemas constituyen la base de los procesos de evaluación y control (Tabla 4).

Tabla 3. Estrategias genéricas y sus respectivas competencias a desarrollar, Hospital Infantil Napoleón Franco Pareja, Cartagena, 2016

Estrategia Genérica	Competencia a Desarrollar	Descripción
Liderazgo en Costos	Excelencia Operativa	Enfocarse en obtener el menor costo total para el cliente
	Liderazgo a través de Productos (Innovadores/ Personalización	Enfocarse en desarrollar continuamente los productos más avanzados y de mejor desempeño
Liderazgo por Diferenciación	Liderazgo a través de Atención y Servicio	Enfocarse en desarrollar continuamente competencias para proporcionar altos estándares en la atención y servicio
	Liderazgo a través de la Relacionamiento	Enfocarse en desarrollar continuamente estrategias para mejorar la relación con los clientes (Diferenciación, Interacción, Personalización, etc)
	Liderazgo a través de la Calidad	Enfocarse en lograr altos estándares de calidad en los productos y servicios
Liderazgo por Focalización	Liderazgo en segmentos específicos de mercado	Enfocarse en satisfacer las necesidades de segmentos específicos del mercado

Tabla 4. Articulación planeación-calidad, del Hospital Infantil Napoleón Franco Pareja, Cartagena, 2016

Sistema	Instrumentos	Tipo de indicadores	Responsables de la medición
Planeación	Plan de Desarrollo Institucional	Indicadores estratégicos	Jefe de unidad de planeación y control
	Banco de Programas y proyectos	Indicadores tácticos	Jefe de unidad de unidades

Sistema	Instrumentos	Tipo de indicadores	Responsables de la medición
			responsables de proyectos.
	Planes Operativos de Acción	Indicadores operativos	Coordinadores
Calidad	PAMEC	Indicadores de mejoramiento continuo	Auditor de calidad
	Procesos y procedimientos	Indicadores de calidad	Jefe de unidad de calidad

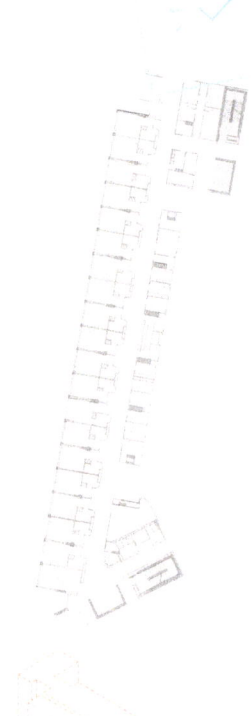

6 Gestión de la calidad

La gestión de la calidad del HINFP parte de la plataforma estratégica institucional, de la que se desprende sus objetivos específicos y su política, usando como criterios los establecidos en estándares internacionales de sistemas de gestión integral de la calidad (SGIC) y acordes al cumplimiento de los estándares y requerimientos del sistema obligatorio de garantía de la calidad (SOGC) del sistema general de seguridad social en salud (SGSSS).

6.1 Objetivos de calidad

1. Prestar servicios de salud de pediatría con los más altos estándares de calidad.

2. Lograr la certificación de los servicios, a través de la Implementación del Sistema de Gestión Integral de Calidad.

3. Implementar Cultura de Mejoramiento Continuo y autocontrol en el desarrollo de los Procesos del Hospital.

4. Desarrollar evaluación permanente de la percepción de los usuarios, con respecto a los servicios recibidos, con el propósito de alcanzar el más alto nivel de satisfacción.

6.2 Política de calidad

Es un compromiso institucional del Hospital Infantil Napoleón Franco Pareja la gestión de la calidad de los servicios fundamentada en el mejoramiento continuo de procesos con miras a la acreditación institucional como Hospital Universitario. Gestionamos servicios humanizados de manera integral con responsabilidad social y procesos centrados en los usuarios.

Entendemos que para el logro de la acreditación es mandatorio generar una cultura de calidad organizacional fundada en la autoevaluación, el autocontrol, la gestión efectiva y el análisis permanente de resultados.

Los servicios de calidad se generan a través de un recurso humano motivado; por lo que reconocemos como prioritario para el logro de los objetivos de calidad, la gestión del talento humano, favoreciendo el desarrollo integral de nuestros trabajadores a través de la autoconstrucción, el aprendizaje continuo por la implementación de una política de educación continuada, de motivación y reconocimiento que conduzca al mejoramiento continuo de la calidad de vida laboral y personal de nuestros funcionarios y del clima organizacional.

Nuestros proveedores son indispensables para gestionar la calidad por lo que vemos necesario construir relaciones contractuales fuertes y de crecimiento mutuo, basadas en el compromiso, la seriedad, la transparencia y el respeto.

6.3 Despliegue del sistema de gestión de calidad

A partir de los objetivos y políticas de calidad, se establecen cuatro (4) macro-procesos, cada uno con un líder y un área funcional responsable de sus resultados: gestión de dirección, gestión de servicios, gestión administrativa y gestión financiera.

Tabla 5. Macro-procesos y sus responsables, Hospital Infantil Napoleón Franco Pareja, Cartagena, 2016

Área funcional	Macroproceso	Responsable
Área de Dirección	Gestión de dirección	Director
Área de Servicios	Gestión de servicios	Gerente de servicios médicos
Área de apoyo logístico	Gestión administrativa	Gerente administrativo y financiero
	Gestión financiera	

Tabla 6. Despliegue de los macro-procesos, Hospital Infantil Napoleón Franco Pareja, Cartagena, 2016

Área	Macroprocesos	Unidad funcional	Procesos	Responsable
Área de Dirección	Gestión de dirección	Unidad de planeación y control	Gestión de planeación	Jefe de unidad de planeación y control
			Gestión de control interno	
		Unidad de investigación y docencia	Gestión de investigación	Jefe de unidad de investigación y docencia
			Gestión de convenios docencia servicio	
		Unidad de calidad	Gestión de la calidad	Jefe de unidad de calidad
		Unidad de desarrollo social	Gestión de desarrollo social	Jefe de unidad de desarrollo social
			Gestión del S.I.A.U.	
Área de Servicios	Gestión de servicios	Unidad de servicios médicos	Gestión de consulta externa	Jefe de unidad de servicios médicos
			Gestión de urgencia	
			Gestión de cirugía	
			Gestión de hospitalización	
		Unidad de enfermería	Coordinación de enfermería	Jefe de unidad de enfermería
		Unidad de servicios de apoyo	Gestión de laboratorio	Jefe de unidad de servicios de apoyo
			Gestión de imagenología	
		Supervisión de servicios	Auditoría concurrente	Supervisor de servicios médicos
Área de apoyo	Gestión administrativa	Unidad de tecnología y sistemas	Gestión de la tecnología	Jefe de unidad de tecnología y sistemas
			Gestión de la información	

Área	Macroprocesos	Unidad funcional	Procesos	Responsable
	Gestión financiera	Unidad administrativa	Gestión de recurso humano	Jefe de unidad administrativa
			Gestión del mantenimiento hospitalario	
		Unidad de mercadeo y producción	Gestión de admisiones	Jefe de unidad de mercadeo y producción
			Gestión de facturación	
			Gestión de auditoría de cuentas	
			Gestión de recaudo	
		Unidad de contabilidad	Gestión de tesorería	Jefe de unidad contable
			Gestión contable	

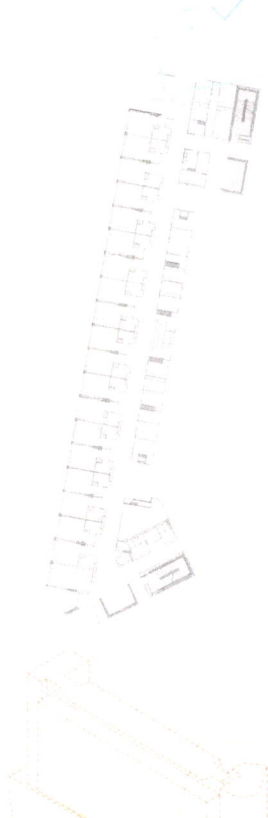

7 Sistema de información

7.1 Políticas de Tecnologías de Información y Comunicaciones -TICs

7.1.1 Alcance

Éste documento provee pautas generales para garantizar tanto la seguridad de los computadores, como de la información almacenada en ellos. Las pautas mencionadas aplican a cada persona que use los recursos de información del Fundación Hospital Infantil Napoleón Franco Pareja (en adelante FFHINFP u Hospital) y cubre los sistemas de computadora que se usan para acceder a los recursos de información del Hospital. También se estipula la diferencia entre uso inapropiado y uso aprobado de: los equipos informáticos del Hospital, los programas instalados en ellos y los sistemas de comunicación electrónicos.

7.1.2 Generalidades

Todos los activos de información del Hospital (p.ej. archivos que puedan interpretarse en un computador, impresiones, videos, mensajes de texto, mensajes de voz y cosas semejantes a estas) son propiedad del FFHINFP y se deben proteger contra cualquier tipo de acceso no autorizado, uso de información con fines no autorizados, modificación, destrucción o violación de su confidencialidad; ocurra esta accidental o deliberadamente.

Cada persona que acceda a los recursos de información del Hospital debe llenar el Acuerdo de Confidencialidad y Aceptación de políticas sobre los recursos de información de la Fundación Hospital Infantil Napoleón Franco Pareja.

Los Jefes y Gerentes de área son los responsables de identificar y proteger los activos de información del Hospital. Deben implementar las políticas que se mencionan en este documento y asegurarse de que cada miembro del Hospital o contratista bajo su supervisión entienda y este entrenado para actuar de acuerdo con dichas políticas. Toda pregunta o comentario sobre este documento debe ser remitido a la Unidad de Sistemas y Tecnología.

7.1.3 Excepciones

Cualquier excepción a estas políticas debe ser remitida para su aprobación al Comité de Seguridad. Ellos son en última instancia los responsables de la seguridad de la red del Hospital.

7.2 Seguridad de la información

1. La información del Hospital no debe ser modificada, borrada, revelada, copiada o transferida sin permiso del (los) jefe(s) o gerente(s) autorizados.

2. Nadie debe tratar intencionalmente de lograr acceso a información o a funciones que no le hayan sido concedidos.

3. Si alguien muestra negligencia por la seguridad de los recursos de información del Hospital, el caso será referido al Comité de Seguridad, quienes investigarán la situación y harán las recomendaciones pertinentes.

4. La información confidencial no debe ser revelada a quien no tenga el derecho de conocerla.

5. Para prevenir accesos no autorizados, se deben configurar a nivel de todos los sistemas de autenticación que bloquee la sesión pasados 15 minutos.

6. Si alguien de forma accidental obtiene acceso a información a la cual no tenía derecho, o se da cuenta de una falla real o potencial de seguridad, debe informarlo inmediatamente a su jefe.

7. Nadie debe revelar o abusar de las fallas de seguridad que existan en un recurso de información.

8. No se debe hacer pública información confidencial sobre medidas de seguridad para dichos recursos.

9. La información del Hospital debe almacenarse en servidores de red, en vez de discos duros locales.

10. Regularmente deben hacerse copias de respaldo de los discos duros de la red del Hospital. Los medios que se usen deben almacenar información de respaldo por 5 semanas. Las excepciones a esta política serán aprobadas por el Comité de Sistemas. Todos los medios de respaldo deben

almacenarse en una localización segura, a prueba de incendios, lejos del cuarto de servidores.

11. Los Jefes y Gerentes de área deben procurar que los funcionarios a su cargo borren regularmente información innecesaria de la red del Hospital, computadores de área y medios removibles (CDs, DVDs, memorias USB, etc.)

12. Si alguna información confidencial no puede ser apropiadamente almacenada en un disco local o en una unidad de red, puede almacenarse en un medio removible, el cual debe marcarse claramente y archivarse en un lugar seguro. Los usuarios deben ser conscientes de borrar del disco duro local los temporales que contengan información confidencial (mediante herramientas suministradas y autorizadas por la Unidad de Sistemas y Tecnología).

13. La información confidencial debe ser eliminada de los computadores antes de pasarlos a otra área, usuario o ser vendidos. Los métodos aceptables de eliminación son: (1) Sobrescribir todo el disco con un patrón aleatorio de unos y ceros (wipe) por 40 veces, (2) borrar el disco mediante la aplicación de un campo magnético, lo cual debe ser usado solo en medios obsoletos o inservibles y (3) destrucción física de los medios.

14. La información confidencial en todas sus formas debe ser destruida de una manera que lo deje irrecuperable cuando: (1) deje de ser necesaria y (2) el medio donde se almacena resulte defectuoso o se dañe. Los métodos aceptables de destrucción

incluyen destrucción física y borrado en masa de medios magnéticos.

15. Cuando un funcionario deja de ser parte del FHINFP, debe devolver cualquier información confidencial que posea.

7.3 Conexiones externas

1. Toda la información que sea transmitida en la red interna del Hospital y una red externa (p.ej. Internet) debe pasar a través de una red de inspección aprobada. La información que atraviese la red de inspección o que sea rechazada por ésta, debe ser monitoreada y registrada en una bitácora.

2. Los dispositivos que facilitan la conexión a redes externas (p. Ej. Módems, enrutadores, tarjetas de red, etc.) no deben ser trasladados o prestados sin aprobación escrita de la Unidad de Sistemas y Tecnología."

7.4 Nombramiento de usuarios y contraseñas

1. Las cuentas de usuario asignadas para acceder a los recursos de información del Hospital, al igual que las contraseñas, solo se entregan a aquellos que las necesitan para su trabajo y deben verse como un voto de confianza del Hospital. Las contraseñas no deben ser compartidas con ningún funcionario.

2. Cada cuenta de acceso a un computador o a un sistema de comunicación debe corresponder a un único usuario. Las cuentas compartidas o genéricas

no son permitidas, excepto bajo circunstancias especiales.

3. Los usuarios deben escoger contraseñas seguras que no sean fáciles de deducir.

4. Los sistemas del Hospital en lo posible tendrán configurado los siguientes parámetros de contraseñas: longitud mínima y máxima, historial y complejidad de contraseña, bloqueo por intentos fallidos y vigencia mínima y máxima de la contraseña.

5. Las contraseñas no se deben almacenar electrónicamente o físicamente en lugares donde personas no autorizadas puedan descubrirlas.

6. Las contraseñas nunca deben compartirse o revelarse (p. Ej. Verbalmente, por correo electrónico o mensajes de texto) a alguien distinto al usuario autorizado. Si alguien viola esta pauta, es responsable de cualquier consecuencia que resulte del uso de dicha contraseña.

7. Los usuarios son responsables de todas las actividades que se realicen con su cuenta de usuario personal.

8. Si por alguna razón se sospecha que una contraseña ha sido revelada o restablecida por alguien distinto al usuario autorizado, entonces dicha contraseña debe ser cambiada inmediatamente por el usuario autorizado. Si el usuario sospecha que alguien ha abusado de sus

privilegios de acceso, debe notificarlo a la Unidad de Sistemas y Tecnología.

9. Para evitar el mal uso de las cuentas de usuario, éstas deben ser borradas a más tardar una semana después de que no se necesiten y bloqueadas al instante al quedar el puesto vacante. Todas las cuentas de usuario que no se usen por 3 meses deben ser inhabilitadas.

7.5 Acceso como administrador

1. De ser posible, los usuarios administradores por defecto deben ser renombrados.

2. Las contraseñas de las cuentas de administradores por defecto serán resguardadas en un sobre cerrado y en una locación segura propuesta por el Comité de Seguridad. Semestralmente se deberán cambiar dichas contraseñas por 1 miembro del Comité de Seguridad y 1 funcionario de la Unidad de Sistemas y Tecnología, ingresando cada uno la mitad de la nueva contraseña.

3. Para la administración diaria de los sistemas se deberán crear cuentas de usuario personalizadas por cada funcionario administrador y limitado a sus funciones.

4. Las cuentas de administradores por defecto sólo serán utilizadas para casos eventuales que requieran de dichos permisos y no puedan ejecutarse mediante los usuarios de administración personalizados.

7.6 Uso de los computadores

1. Los computadores y recursos de información del Hospital son para las asignaciones del Hospital y no deben usarse con propósitos comerciales

2. Los computadores y recursos de información del Hospital deben usarse en armonía con las leyes del gobierno aplicables. Por lo tanto, no se permite en los equipos del Hospital ningún tipo de material ilegal, ofensivo, violento, en contra de la ética y valores institucionales, en contra de la integridad personal, obsceno o racista.

3. El equipo del Hospital no debe usarse para reproducir ilegalmente material protegido con derechos de autor (p. Ej. Música, artículos de revista, páginas Web, programas, etc.)

7.7 Hardware

1. Únicamente aquellas personas autorizadas por la Unidad de Sistemas y Tecnología podrán hacer cambios al hardware de los computadores y otros dispositivos del Hospital.

2. A fin de ahorrar energía, los computadores deben apagarse si no se van a usar por 2 o más horas. Las pantallas deben apagarse si no se van a usar por 30 minutos o más.

3. Los equipos de computación no deben ser movidos sin autorización del jefe de la Unidad de Sistemas y Tecnología.

4. La pérdida o robo del hardware y/o software debe reportarse inmediatamente al Jefe o Gerente de área.

5. Antes de instalar cualquier equipo en la red o en las computadoras del Hospital es necesario obtener un permiso escrito. No se brindará soporte a ningún equipo no aprobado. Cualquier equipo que cause conflictos con el funcionamiento de la red y operación será removido.

6. Equipos de computación personales (portátiles, asistentes personales, celulares y similares) no deben conectarse a la red del Hospital ni ingresar a sus recursos de información. Cualquier excepción a esta política, deberá ser aprobada por el Comité de Seguridad Informática.

7.8 Software

1. Los programas comerciales comprados por el FHINFP están protegidos por derechos de autor y están autorizados para uso en el Hospital únicamente. Deben utilizarse conforme a los acuerdos legales y leyes sobre derechos de autor. Copiar tales programas para uso personal o cualquier otro uso ilegal está prohibido.

2. Cualquier programa no provisto por el Hospital no debe instalarse en los computadores del FHINFP.

3. En los computadores del hospital no deben almacenarse archivos de imagen, música o video personales que estén protegidos por derechos de autor.

4. Los programas desarrollados en el FHINFP están protegidos por derechos de autor y no deben ser copiados, modificados o transferidos sin permiso.

5. Un programa de antivirus aprobado debe ejecutarse en todos los computadores del Hospital. Si el programa detecta un virus, debe notificarse inmediatamente a la Unidad de Sistemas y Tecnología. Los usuarios no deben intentar remover el virus o usar la máquina infectada hasta que el personal entrenado maneje el problema.

6. Los archivos almacenados en medios removibles, deben ser revisados contra virus antes de ser usados en los computadores del Hospital.

7.9 Correo electrónico y mensajeria instantánea

1. Toda persona que use los sistemas de comunicación electrónicos del Hospital debe entender claramente que el FHINFP no se hace responsable por las afirmaciones o puntos de vista que dicha persona exprese. Toda persona que use los sistemas de comunicación electrónicos del Hospital debe asumir y encargarse de cualquier responsabilidad legal como resultado de afirmaciones realizadas o información enviada electrónicamente a otros.

2. El correo electrónico o la mensajería instantánea no deben usarse para enviar correo no deseado (Spam).

3. Todo mensaje de correo que llegue equivocadamente, debe devolverse al remitente indicando el error y borrarse inmediatamente.

4. No divulgue la dirección de correo de alguien sin su consentimiento.

5. Todo archivo adjunto a un correo electrónico debe revisarse contra virus antes de abrirse o ejecutarse.

6. El Hospital se reserva el derecho de filtrar y/o bloquear las cuentas de correo por cualquier razón que se considere aceptable.

7.10 Uso de internet

1. El Hospital instalará filtros para bloquear el acceso a sitios inapropiados.

2. El Hospital se reserva el derecho de hacer seguimiento del uso de los recursos de internet por cada uno de los empleados.

7.11 Dispositivos móviles

1. Los computadores portátiles no se deben descuidar en sitios públicos. Tampoco deben registrarse como equipaje al viajar por avión.

2. Toda la información confidencial debe estar cifrada en los dispositivos móviles utilizados y autorizados.

3. A la información del Hospital que deba ser almacenada en los discos duros de los computadores portátiles, debe realizársele una copia de seguridad regularmente y guardar dicha copia en la red del Hospital.

4. No deben usarse las teclas programables del portátil para que almacenen contraseñas, números telefónicos, direcciones o nombres de usuario.

7.12 Auditorias y monitoreo

1. FHINFP se reserva el derecho de autorizar personal para que lea o monitoree los mensajes, archivos, bases de datos o cualquier otra forma de comunicación electrónica en sus equipos y redes.

2. Los computadores y redes del Hospital serán auditadas por alguien designado por el Comité de Seguridad a fin de asegurarse que los principios delineados en este documento se están siguiendo. Los respectivos reportes serán entregados a los Jefes y Gerentes de Área.

7.13 Violación de políticas

La violación a las políticas establecidas en este documento por parte de los funcionarios del FHINFP y de contratistas o usuarios de los recursos tecnológicos dará lugar a la respectiva investigación de carácter disciplinaria, civil y penal a que haya lugar.

7.14 Plan Estratégico de las TICs

7.14.1 Misión

Normar, diseñar, implementar y gestionar estratégicamente soluciones TIC que contribuyan a mejorar los procesos administrativos y financieros de la institución, cumplir con las exigencias normativas del sector y garantizar la prestación de servicios de salud con criterios de calidad.

7.14.2 Visión

En 2020 contaremos con una plataforma de TIC segura y versátil que integre totalmente los procesos de atención en salud con los procesos de planeación, docencia, administrativos, financieros y de calidad, la cual podrá consultarse en su totalidad desde internet o intranet con acceso a reportes que faciliten la investigación en los campos de la gestión clínica, epidemiológica y hospitalaria.

7.14.3 Ejes estratégicos

Para lograr la visión del presente plan hemos identificado seis ejes estratégicos de desarrollo que deben orientar el diseño de los programas y proyectos del mismo:

7.14.3.1 Modelo organizacional al área de TIC

Este eje permite el desarrollo de un modelo de gestión de TIC acorde con los objetivos del plan de desarrollo institucional de la empresa así como el posicionamiento del área de TIC como una de las más importantes áreas estratégicas de la organización.

7.14.3.2 Desarrollo de la Infraestructura Física de TIC

Este eje permitirá orientar el desarrollo de la infraestructura física necesaria para la expansión del área, de conformidad con los estándares internacionales de construcción y dotación que permita garantizar la seguridad del sistema de información y de comunicación.

7.14.3.3 Desarrollo del Talento Humano de TIC

Este eje permitirá orientar las decisiones para que la planta de personal del área de TIC sea suficiente de acuerdo con el volumen de operaciones y los nuevos programas y proyectos del área e idónea por contar con el entrenamiento, capacitación y formación requeridas para la ejecución del presente plan.

7.14.3.4 Innovación y Desarrollo de Aplicativos

Este eje permitirá generar los nuevos instrumentos de gestión de TIC así como herramientas novedosas para la ejecución de las actividades que garantizarán los objetivos estratégicos del plan.

7.14.3.5 Fortalecimiento de la seguridad de TIC

Este eje permitirá planificar y ejecutar las acciones tendientes a garantizar la seguridad de los datos e información de la institución.

7.14.3.6 Actualización de TIC acorde con normas legales

Este eje permitirá identificar los requerimientos de ley para el envío de información a los organismos de inspección, vigilancia y control y el desarrollo de herramientas automatizadas de generación de reportes y elaboración de informes para ajustar a la empresa en un 100% a la legalidad requerida en el Sistema General de Seguridad Social en Salud.

7.14.4 Objetivos estratégicos

1. Definir un modelo de gestión de TIC que incorpore procesos optimizados con la aplicación de buenas

prácticas para alinearlo con los imperativos normativos y del plan estratégico de la organización y consolidar la gerencia informática como ente rector de las TIC a nivel corporativo.

2. Actualizar la plataforma de recursos físicos y tecnológicos para afrontar los cambios normativos y ser más competitivos

3. Ajustar la planta de personal de TIC con talento humano entrenado de conformidad con la futura expansión del hospital y los retos y exigencias normativas del sector

4. Desarrollar nuevos aplicativos y modelos de gestión de TIC para el apoyo de los procesos asistenciales y de logística de la empresa

5. Implementar un modelo de gestión de riesgos del área de TIC para garantizar la seguridad de los datos y de la información del hospital

6. Cumplir con todo el marco normativo sectorial en torno a las TIC

7.14.5 Programas

A continuación se exponen los diferentes programas derivados de los proyectos estratégicos para el desarrollo de las TICs en el Hospital.

7.14.5.1 Programa de Desarrollo organizacional de TIC

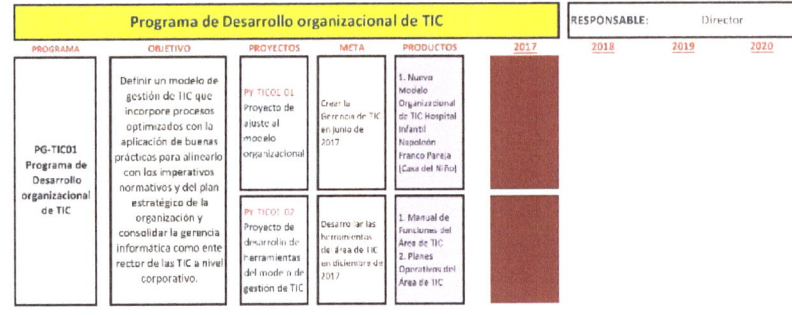

7.14.5.2 Programa de Desarrollo de la infraestructura de TIC

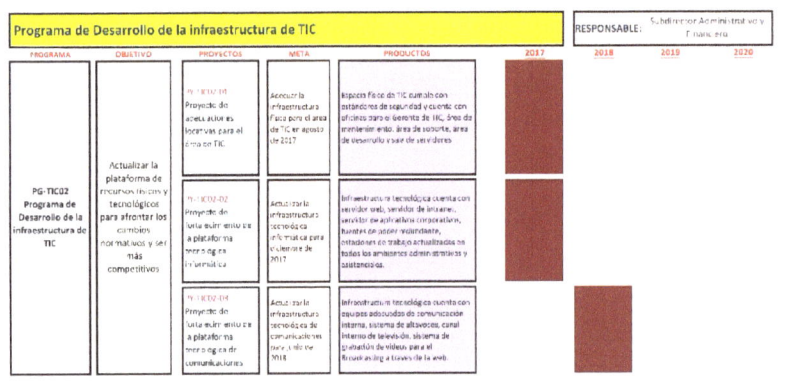

7.14.5.3 Programa de Desarrollo del Talento Humano de TIC

7.14.5.4 Programa de Innovación en TIC

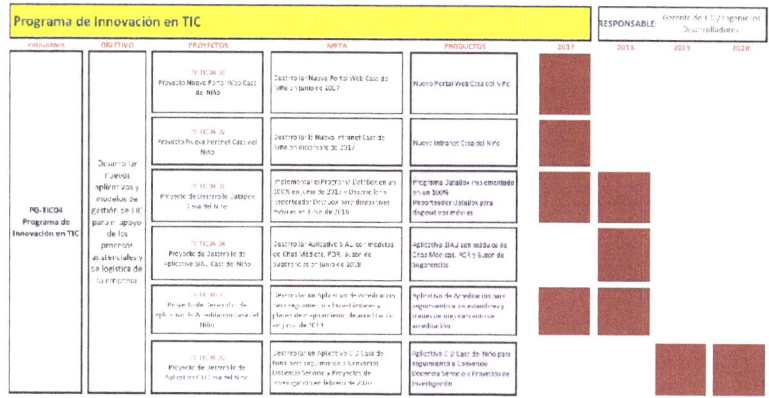

7.14.5.5 Programa de Gestión de riesgos en TIC

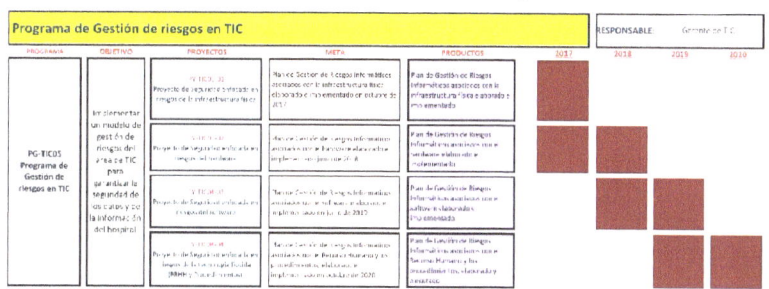

7.14.5.6 Programa de Ajuste normativo de TIC

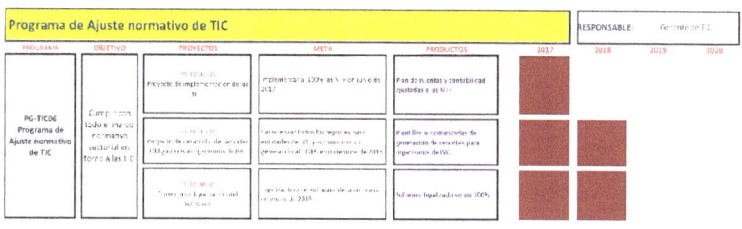

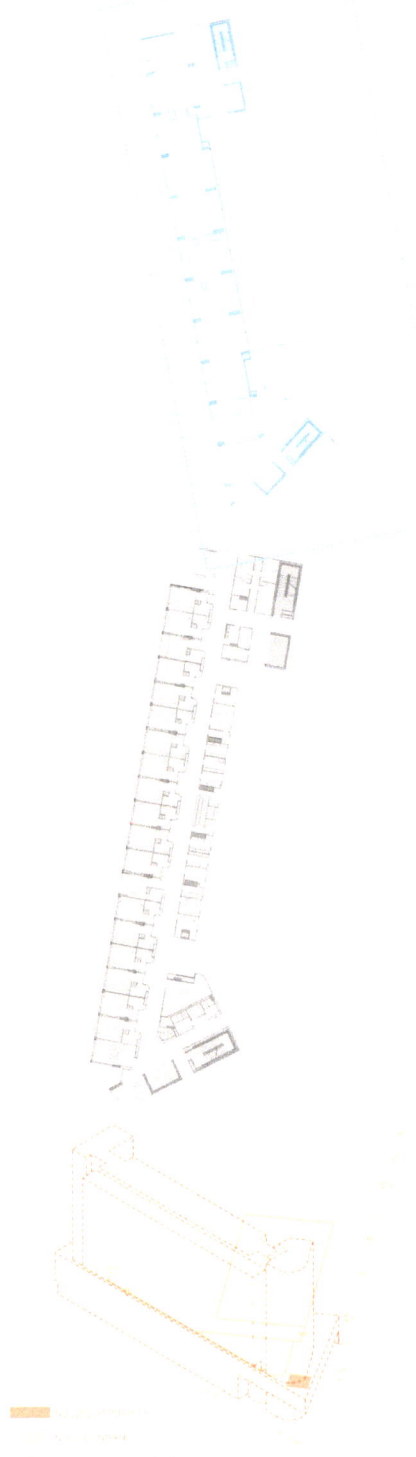

8 Análisis estratégico del Centro de Investigación y Docencia (CID)

8.1 Análisis DAFO

8.1.1 Debilidades

- La reciente creación (2010) del CID aun plantea situaciones de aceptación por parte de la comunidad médica del hospital.

- La falta de presupuesto independiente

- Las deficiencias en recurso humano

- La falta de un portal web que mejore la gestión del CID

8.1.2 Amenazas

- Los serios problemas estructurales del sistema de salud que generan inestabilidad en la gestión de los hospitales especialmente relacionado con las elevadas cuentas por cobrar que tiene el hospital.

- La falta de programas de educación en salud acreditados en las universidades

- La incertidumbre que plantea las reformas de educación superior y del sistema de salud.

8.1.3 Fortalezas

- El apoyo por parte de la alta gerencia y la gerencia media del hospital

- Tres grupos de investigación científica reconocidos y categorizados por Colciencias.

- Convenios de Docencia-Servicio con seis universidades entre las cuales una tiene acreditación de alta calidad (la universidad de Cartagena).

- La existencia del Comité de Ética de la Investigación

- La relaciones de cooperación existente con centros nacionales e internacionales de investigación.

- La existencia de medios de difusión de la información (Boletín Epidemiológico)

8.1.4 Oportunidades

- La consolidación de la investigación científica como requisito para garantizar la calidad de los servicios de salud en los hospitales.

- Los reconocimientos asociados a la acreditación como hospital universitario.

- Las posibilidades de participación de las convocatorias de Colciencias para la financiación de proyectos de investigación.

- Las posibilidades que ofrece la normatividad relacionada con las alianzas público-privadas para la gestión de proyectos.

8.2 Diagnóstico Docencia-Servicio

A continuación, se presenta la relación de los diversos componentes de la gestión docencia-servicio del Hospital.

Tabla 7. Número de estudiantes atendidos en desarrollo del componente Docencia-Servicio del HINFP, discriminados por tipo de estudiante y centro de educación.

Estudiantes	UdeC	CURN	U. Sinú	U. Libre	Total
Residentes de pediatria	23	0	6	0	29
Medicos internos	50	18	9	6	83
Estudiantes de pregrado	125	91	0	0	216
TOTAL	198	109	15	6	328
Estudiantes No Formal	ICO-SALUD	EDU-COSTA	CARL-ROS	COMFA-MILIAR	
Auxiliares Adm. en Salud	1				1
Auxiliares de enfermería (prácticas integrales)	14		9	32	55
Auxiliares de enfermería	45	116	47	15	223
TOTAL	60	116	56	47	279

Como se puede apreciar, por cada rotación hay más de 600 estudiantes atendidos por el Hospital.

Los ingresos percibidos por el Hospital por este concepto se pueden consultar en la Tabla 8.

Tabla 8. Ingresos percibidos por el HINFP en desarrollo del componente Docencia-Servicio, discriminado por tipo de estudiante, Cartagena, 2016.

Estudiantes	Total semestre
•Residentes de pediatría	$ 47,580,000
•Médicos internos	$ 82,500,000
•Estudiantes de pregrado	$ 43,312,500
•Auxiliares	$ 8,070,000
Total ingresos Semestre	$ 181,462,500

Llama poderosamente la atención los bajos ingresos que se perciben por el personal auxiliar, a razón de $29,000.00 por estudiante.

8.3 Acreditación como Hospital Universitario

La evolución del Sistema de Salud colombiano, desde el modelo de aseguramiento, con el objetivo fundamental de la cobertura universal, hasta el de atención integral en salud, enfocado en la intervención de riesgos en salud, necesariamente requiere del paso adelante hacia el connubio salud y educación, en busca de la consolidación de la formación de los profesionales que se base en un matrimonio indisoluble entre la escuela de medicina y el hospital. Si bien es cierta que hasta ahora se ha logrado la generación de algunos incentivos económicos legítimos, no es menos cierto que se ha cerrado la puerta de formación de escuela, universidad y centro de práctica.

La tarea, ahora asumida por el Ministerio de Salud y la Protección Social, es contar con una formación entre la universidad y el hospital con características especiales, donde el centro sea el servicio y la educación el núcleo enmarcados dentro de las leyes 1164 de 2007 (Ley del Talento Humano en Salud) y 1438 de 2011 (Reforma la Ley 100 de 1993).

En varias ocasiones el actual Ministro de Salud, Alejando Gaviria, ha expresado que el Gobierno aspira en el futuro a un número de Hospitales Universitarios que estaría entre los 25 y 30, que sean grandes formadores y se transformen en el ámbito de estas dos leyes.

Los tres factores clave para aquellos que quieran ser catalogados como hospitales universitarios, son:

1. Un hospital universitario debe ser un excelente centro de servicios y eso se obtiene a través de la acreditación de alta calidad.

2. Un segundo aspecto es que tenga excelencia en formación, con convenios establecidos con universidades y se consolide como escuela.

3. Y tercero, que tengan elementos sustanciales en materia de investigación.

El decreto 2376 de 2010, por medio del cual se regula la relación docencia - servicio para los programas de formación de talento humano del área de la salud, establece en su artículo 21, que, para ser reconocidas como Hospitales Universitarios, las instituciones prestadoras de servicios de salud deberán demostrar el cumplimiento de los requisitos establecidos en el parágrafo 2° del artículo 13 de la Ley 1164 de 2007, es decir:

1. Existe evidencia de una plataforma estratégica de la IPS en la cual se incluye la vocación docente.

2. Existe una dependencia especifica en la IPS (o escenario de práctica) para la organización, planeación y gestión de la relación docencia servicio.

3. Existe un centro de costos y rubros presupuestales en la IPS destinados en forma exclusiva al adecuado funcionamiento de la relación docencia servicio.

4. Existe la resolución de habilitación de los servicios que presta la IPS.

5. Existe un diagnóstico periódico de la capacidad instalada y de la producción de esta (oferta), en los diferentes escenarios de la IPS para las prácticas formativas.

6. Existe un diagnóstico periódico sobre la demanda de los servicios que presta la IPS.

7. Existe un diagnóstico sobre la calidad de los servicios prestados por parte de la IPS.

8. Existe un diagnóstico y una valoración de la calidad de los recursos educativos y de bienestar, que tanto la IPS como la IES destinan para las prácticas formativas.

9. Existe, según la norma, un programa de delegación progresiva de funciones y responsabilidades de estudiantes.

10. Existe un modelo para la asignación del número de estudiantes por servicio hospitalario, según las características del servicio y de la práctica, según los objetivos de los planes de formación, y según el nivel de formación.

11. Se tiene establecido un sistema de valoración de costos y de beneficios para la relación docencia-servicio.

12. La relación asegura las garantías de seguridad, protección y bienestar para los estudiantes, exigidas por las normas vigentes y las garantías a las cuales hace referencia el Decreto 2376 de 2010.

13. Existe un convenio de relación docencia servicio debidamente legalizado y firmado por los representantes legales de las partes interesadas.

14. Existe un reglamento de prácticas formativas para estudiantes y profesores.

15. Existe, según la norma, planes de prácticas formativas, establecidos, reglamentados y supervisados por el comité docencia servicio. Estos planes incluyen un programa de delegación progresiva de funciones y responsabilidades de estudiantes.

16. Existen y se cumplen los planes de prácticas formativas.

17. Existe un Programa de inducción en la relación docencia servicio para estudiantes, profesores y funcionarios de la IPS.

18. Existen, se ejecutan y se avalúan procedimientos administrativos dentro de la relación docencia servicio.

19. Existe, se ejecuta y se registra mediante actas, los procesos académicos del comité docencia servicio.

20. Existe una nómina y una relación de cargos profesionales vinculados formalmente a la dirección, planeación, ejecución y evaluación de las actividades que demanda la relación docencia servicio.

21. Existe vinculación formal de docentes que garanticen las prácticas formativas.

22. Existen en cada servicio de la IPS los recursos educativos necesarios para las prácticas formativas.

23. Existe evidencia de la ejecución presupuestal, de los rubros programados para el funcionamiento de la relación docencia servicio.

24. Existe un sistema de información de la relación docencia servicio.

25. Debe existir un sistema de custodia del sistema de información.

26. Existen la autoevaluación de la relación docencia servicio en forma periódica (mínima una al año) dirigida a determinar el cumplimiento de las condiciones necesarias para el desarrollo adecuado de las prácticas formativas.

27. Existen, resultado de las autoevaluaciones y planes de mejora de la relación docencia servicio.

La revisión de este listado en el Hospital, demuestran que solo no se cumplen tres (3) de estos 27 requisitos, los que corresponden a los numerales 20, 24 y 25 (marcados con rojo), por lo que existe una brecha muy pequeña y fácil de salvar para consolidar al mismo como un escenario idóneo de práctica docente-asistencial.

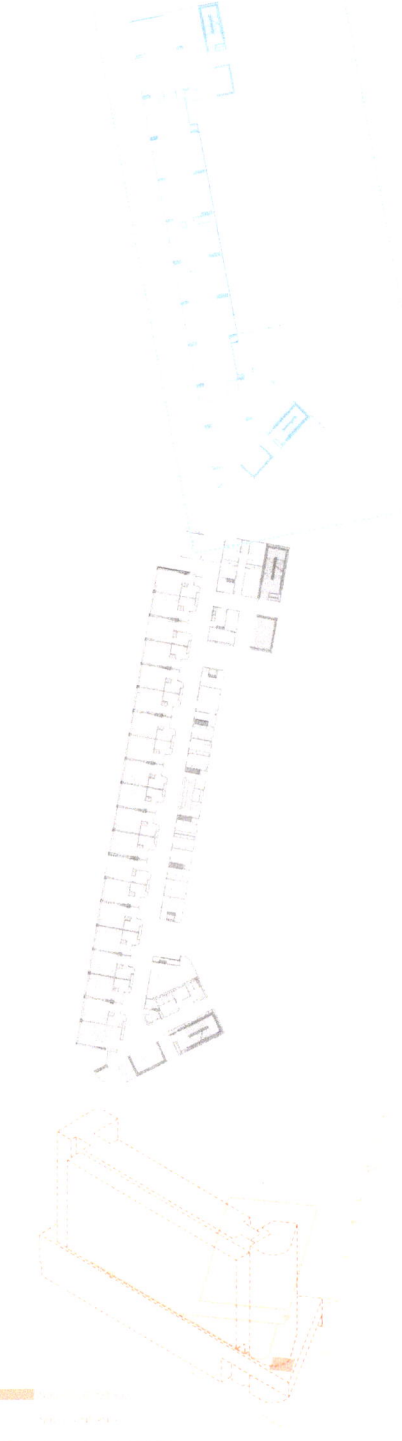

9 Modelo de Prestación de Servicios

El nuevo modelo de prestación de servicios del Hospital está orientado hacia la transformación del Hospital Infantil Napoleón Franco Pareja en una entidad de alta complejidad con tendencia a la especialización de cada servicio, con la conformación de verdaderos "institutos" (Neumología Pediátrica, Cardiología Pediátrica, Hemato-Oncología Pediátrica, Ortopedia Pediátrica, Gastroenterología Pediátrica, Neurología Pediátrica, etc.).

La ubicación espacial de los servicios en la nueva zonificación permite una mejor interrelación entre los mismos y el uso más eficiente de los recursos.

La urgencia debe ser altamente resolutiva con presencia permanente de especialistas en pediatría, cirugía pediátrica, anestesiología y ortopedistas; y con disponibilidad de las demás subespecialidades con menos de una hora de respuesta.

El desarrollo del servicio de cirugía de urgencia aumentará de manera significativa la capacidad resolutiva y la efectividad de la institución en la atención pediátrica del departamento.

La capacidad diagnóstica de la entidad se amplía con la presencia de nuevos servicios imagenológicos y de laboratorio. Además, se fortalece la capacidad instalada de los servicios de complementación terapéutica lo que aumenta la posibilidad de resolver de manera más oportuna los problemas clínicos tanto de pacientes hospitalizados como de manea ambulatoria.

Los servicios de hospitalización que están dispersos se concentran en un solo espacio lo que permite disponer de una mejor relación entre recurso humano por sala de hospitalización.

Además, se mejorará la comodidad de los pacientes y sus acudientes, por cuanto desaparece el modelo de pabellones para ser reemplazado por salas de una cama y de dos camas, como máximo. Por otra parte, los espacios están pensados para un servicio más humanizado tanto para los pacientes como para los trabajadores.

Cada ámbito de atención contará con salas de espera adecuadas, espacios para descanso de los trabajadores, sitios para los estudiantes, internos y residentes, espacios para revisión de casos, evolución de pacientes y reuniones de trabajo de los auditores concurrentes.

Por cada piso hará una gran estación de enfermería que contará con la presencia permanente de una auxiliar por cada 6 camas, una enfermera por cada 6 auxiliares y un residente de pediatría.

Se amplía el servicio de hospitalización con un cuarto quirófano, se implementarán los servicios de cirugía cardiovascular y de hemodinamia y se duplicará la capacidad instalada de consulta externa tanto por la habilitación de nueve consultorios adicionales como por la ampliación del horario de atención a 12 horas diarias, contemplando la posibilidad en un futuro de habilitar una nueva sede de atención ambulatoria pediátrica sub especializada.

Los servicios críticos se aumentarán en 16 camas adicionales, abarcando servicios que hasta el momento están ausentes, como son: una sala de 8 camas de UCI para pacientes con postoperatorio de alta complejidad y una sala de 8 camas de UCI para pacientes quemados o infectados con cubículos independientes y totalmente aislados.

Atendiendo al déficit de camas del departamento y acogiendo las recomendaciones del estudio de mercado, se ampliarán los servicios según el siguiente nuevo portafolio que satisface parcialmente las necesidades de la población pediátrica de Bolívar.

9.1 Hospitalización

Se ampliará la capacidad instalada a 288 camas de hospitalización concentradas en una torre de nueve pisos. Las salas de hospitalización se ubicarán entre el piso 4 y el 11, de la siguiente manera:

En cada piso habrá 19 salas, 17 de 2 camas y 2 de 1 cama, para pacientes aislados. Cada piso tendrá 36 camas y una estación de enfermería.

Tabla 9. Camas hospitalarias actuales y en la nueva torre de hospitalización, HINFP, Cartagena, 2016.

CAMAS ACTUALES	Tipo Cama	PISO	SALAS	Camas x Sala	TOTAL CAMAS
Sala Santa Clara	Pediatría	1´	1	18	18
Sala Luis Amigó	Pediatría	1´	1	8	8
Sala Madre Sofía	Pediatría	1´	1	10	10
Salas Aisldos	Pediatría	1´	4	1	4
Sala Quirúrgica	Pediatría	1´	1	10	10
Sala de Neumopatías	Pediatría	1'	1	18	18
Aislado Neumopatías	Pediatría	1'	1	1	1
Sala Rosalba Vélez (Quimioterapia)	Pediatría	1'	6	1	6
Sala de Nefrología	Pediatría	1'	1	7	7
Sala Médicas 3	Pediatría	1'	1	4	4
UCI Doña Pilar	UCIP	1'	1	22	22
UCI Doña Pilar	CIP	1'	1	1	1
UCI Doña Pilar	UCIN	1'	1	7	7
UCI Doña Pilar	CIN	1'	1	1	1
TOTAL CAMAS ACTUALES			22		117
NUEVA TORRE	Tipo Cama	PISO	SALAS	Camas x Sala	TOTAL CAMAS
Sala Aislado 1 cama x sala	Pediatría	4 al 11	16	1	16
Sala Dos Camas	Pediatría	4 al 11	136	2	272
TOTAL CAMAS NUEVAS			152		288
TOTAL DE CAMAS NUEVAS+ACTUALES			174		405

Actualmente la sala de recuperación de los tres quirófanos está lista para convertirse en un 4º quirófano. En ese momento la Sala de Hospitalización quirúrgica debe transformarse en la sala de recuperación del área quirúrgica por lo que deben restarse esas 10 camas. El número neto de camas al final del proyecto es de: 395.

La capacidad instalada para el primer año será de 134 camas para 4 076 estancias mensuales. Esta capacidad aumenta a 314 camas en el segundo año y 323 a partir del tercer año. Con una capacidad de 9 824 estancias mensuales a razón de 4,5 días de estancia media se pueden generar unos 2 183 egresos por mes, es decir unos 26 197 al año.

CAMAS ACTUALES	Tipo Cama	PISO	SALAS	Camas x Sala	TOTAL CAMAS	ESTANCIAS DISPONIBLES	
						MES	AÑO
Sala Santa Clara	Pediatría	1´	1	18	18	540	6.570
Sala Luis Amigó	Pediatría	1´	1	8	8	240	2.920
Sala Madre Sofía	Pediatría	1´	1	10	10	300	3.650
Salas Aisldos	Pediatría	1´	4	1	4	120	1.460
Sala Quirúrgica	Pediatría	1´	1	10	10	300	3.650
Sala de Neumopatías	Pediatría	1'	1	18	18	540	6.570
Aislado Neumopatías	Pediatría	1'	1	1	1	30	365
Sala Rosalba Vélez (Quimioterapia)	Pediatría	1'	6	1	6	180	2.190
Sala de Nefrología	Pediatría	1'	1	7	7	210	2.555
Sala Médicas 3	Pediatría	1'	1	4	4	120	1.460
UCI Doña Pilar	UCIP	1'	1	22	22	660	8.030
UCI Doña Pilar	CIP	1'	1	1	1	30	365
UCI Doña Pilar	UCIN	1'	1	7	7	210	2.555
UCI Doña Pilar	CIN	1'	1	1	1	30	365
TOTAL CAMAS ACTUALES					117	3.510	42.705

NUEVA TORRE	Tipo Cama	PISO	SALAS	Camas x Sala	TOTAL CAMAS	ESTANCIAS DISPONIBLES	
						MES	AÑO
Sala Aislado 1 cama x sala	Pediatría	4 al 11	16	1	16	480	5.840
Sala Dos Camas	Pediatría	4 al 11	136	2	272	8.160	99.280
TOTAL CAMAS NUEVAS					288	8.640	105.120

La población pediátrica del departamento es de unos 780 000 y demanda unos 39 000 hospitalizaciones al año (50 ingresos x 1 000 niños). Con esta capacidad instalada se lograría satisfacer el 68% de la demanda potencial de hospitalizaciones.

9.2 Cirugías

La sala de recuperación de 6 camas que actualmente tiene el área quirúrgica de 3 quirófanos tiene la infraestructura para habilitar un cuarto quirófano en el futuro. Cuando se habilite, como ya se anotó en el apartado anterior, la actual sala de hospitalización quirúrgica de 10 camas debe desaparecer y convertirse en sala de recuperación de 8 camas para el área quirúrgica de 4 quirófanos.

Al final el Hospital contará con 6 quirófanos (Tabla 10).

Tabla 10. Quirófanos actuales y de la nueva torre de hospitalización. HINFP, Cartagena, 2016

QUIRÓFANOS ACTUALES	CANTIDAD
Urgencia	1
Cirugías programadas	1
Cirugías de alta complejidad	1
TOTAL	3

REORGANIZACIÓN ÁREA QX	CANTIDAD
Cirugías programadas	1
TOTAL QUIRÓFANOS NUEVOS	1

NUEVA TORRE	CANTIDAD
Quirófanos de urgencia	2
TOTAL QUIRÓFANOS NUEVOS	2

TOTAL NUEVOS Y ANTIGUOS	6

Las estimaciones de capacidad instalada se hicieron con los siguientes indicadores: los quirófanos de urgencia 24 horas, 30 días al mes y los demás, 12 horas diarias, 22 días al mes. Los rendimientos por hora quirúrgica así: 1,5 el quirófano de mediana complejidad, 0,25 quirófano de alta complejidad y 1,8 los quirófanos del programa de cirugía ambulatoria.

Tabla 11. Capacidad instalada del área quirúrgica, comparativa actual con la nueva torre del HINFP, Cartagena, 2016

QUIRÓFANOS ACTUALES	CANT.	HORAS DÍA	TIEMPO QXCO	CAP. INST. DÍA	CAP. INST. MES	CAP. INST. AÑO
Urgencia	1	24	2	12	360	4.320
Cirugías programadas	1	12	3	4	88	1.056
Cirugías de alta complejidad	1	12	6	2	44	528
TOTAL	3	48	11	18	492	5.904

NUEVA TORRE	CANT.	HORAS DÍA	TIEMPO QXCO	CAP. INST. DÍA	CAP. INST. MES	CAP. INST. AÑO
Quirófanos de urgencia	2	24	2	12	360	4.320
TOTAL SALAS NUEVAS	**2**	24	2	12	360	4.320

El primer año de funcionamiento de los quirófanos de urgencia se proyectaron 3 cirugías por día y unas 12 por día a partir del año siguiente. Estos cálculos son realmente conservadores pues en la actualidad se están realizando unos 900 procedimientos por mes. Sólo hemos aumentado unos 38 procedimientos por mes para el primer y segundo año de operación y la capacidad se duplica sólo hasta cuarto año.

9.3 Urgencias

Se ampliará la urgencia hasta alcanzar la siguiente capacidad instalada:

Tabla 12. Salas de observación y consultorios de urgencia actuales y en la nueva torre, HINFP, Cartagena, 2016

ÁREA	SALA	Nº CAMAS OBSERV
Sala de Observacion 1	Urgencia Actual	7
Sala de Observación 2	Urgencia Actual	9
Sala de procedimientos	Urgencia Actual	1
TOTAL CAMAS OBSERVACIÓN		17

Consultorios Urgencia	Urgencia Actual	2

ÁREA	SALA	Nº CAMAS OBSERV
Sala Yesos	Nueva Urgencia	1
Sala Procedimientos Sucios	Nueva Urgencia	1
Sala de Procedimientos Limpios	Nueva Urgencia	1

ÁREA	SALA	Nº CAMAS OBSERV
Sala de Observación Lactantes y Neonatos	Nueva Urgencia	14
Sala de Observación Escolares	Nueva Urgencia	7
Sala de Observación ERA	Nueva Urgencia	6
Sala Observación Adolescentes	Nueva Urgencia	5
Sala Observación Adolescentes (Aislado)	Nueva Urgencia	2
Sala de Reanimación	Nueva Urgencia	4
Sala Observación VIP	Nueva Urgencia	5
Sala Observación VIP (Aislado)	Nueva Urgencia	2
TOTAL CAMAS OBSERVACIÓN		48

Consultorios Urgencia	Nueva Urgencia	3
Toma de muestras Ginecológica	Nueva Urgencia	1

La capacidad instalada de los consultorios de urgencia se estimó a razón de una consulta de urgencia por hora. El número de consultorios aumenta a 5. Las camas de observación pasan de 23 a 48.

Aunque el número de pacientes por cama de observación por día es de 4 pacientes (6 horas de observación), se estimó el número de con un total de 3 pacientes por cama día (8 horas de observación).

Además, se construirán dos quirófanos en el área de urgencias, como se había mencionado arriba, para desarrollar las cirugías de urgencias, pero podrán usarse además para un programa Fast Track de cirugías programadas ambulatorias durante los momentos en que no se estén utilizando por urgencia.

Tabla 13. Capacidad instalada de la Urgencia, actual y proyectada del HINFP, Cartagena, 2016

ÁREA	SALA	Nº CAMAS OBSERV	CAPACIDAD INSTALADA TOTAL			
			DÍA	SEM	MES	AÑO
Sala de Observacion 1	Actual	7	28	196	840	10.220
Sala de Observación 2	Actual	9	36	252	1080	13140
Sala de procedimientos	Actual	1	4	28	120	1460
TOTAL CAMAS OBSERVACIÓN		**17**	**68**	**476**	**2.040**	**24.820**
Consultorios Urgencia	Actual	2	96	672	2.880	35.040
Sala Yesos	Nueva	1	4	28	120	1.460
Sala Procedimientos Sucios	Nueva	1	4	28	120	1460
Sala de Procedimientos Limpios	Nueva	1	4	28	120	1460
Sala de Observación Lactantes y Neonatos	Nueva	14	56	392	1680	20440
Sala de Observación Escolares	Nueva	7	28	196	840	10220
Sala de Observación ERA	Nueva	6	24	168	720	8760
Sala Observación Adolescentes	Nueva	5	20	140	600	7300
Sala Observación Adolescentes (Aislado)	Nueva	2	8	56	240	2920
Sala de Reanimación	Nueva	4	16	112	480	5840
Sala Observación VIP	Nueva	5	20	140	600	7300
Sala Observación VIP (Aislado)	Nueva	2	8	56	240	2920
TOTAL CAMAS OBSERVACIÓN		**48**	**192**	**1.344**	**5.760**	**70.080**
Consultorio Urgencia	Nueva	3	144	1.008	4.320	52.560

9.4 Servicios de Apoyo Diagnóstico y Terapéutico

Los servicios de apoyo diagnóstico se ampliarán con la siguiente capacidad instalada:

Tabla 14. Servicios de apoyo diagnóstico que se habilitarán en la primera plana de la nueva torre del HINFP, Cartagena, 2016

SERVICIO
Endoscopia
Laboratorio de Patología
Laboratorio Clínico
IMAGENOLOGÍA
Área de rayos X
Área de ecografías
Área de ecocardiografía
Área de electroencefalografía
Área de TAC
Área de RMN

Todos estos servicios se habilitarán en el primer piso de la torre que se construya.

La demanda potencial de exámenes de laboratorio (Tabla 16) se estimó a partir de la capacidad instalada de los servicios que los prescriben.

Tabla 15. Demanda potencial de exámenes de laboratorio actual del HINFP, Cartagena, 2016

HOSPITAL ACTUAL	Capacidad instalada		Indicadores Uso		Demanda Potencial Laboratorio	
	MES	AÑO	% de Uso	Cnc	MES	AÑO
Estancias Pediatría	2.580	30.960	100%	2,5	6.450	77.400
Estancias Cuidado Intermedio	60	720	100%	3,5	210	2.520
Estancias Cuidado Intensivo	870	10.440	100%	4,5	3.915	46.980
Consultas de Urgencia	2.880	34.560	71%	2,5	5.100	61.200
Pacientes de Urgencia en Observación	2.040	24.480	100%	2,5	5.100	61.200
Pacientes en Observación Quirúrgica	492	5.904	100%	1,5	738	8.856

HOSPITAL ACTUAL	Capacidad instalada		Indicadores Uso		Demanda Potencial Laboratorio	
	MES	AÑO	% de Uso	Cnc	MES	AÑO
Consulta Externa	9.504	114.048	30%	2,5	7.128	85.536
TOTALES					**28.641**	**343.692**

La prescripción de exámenes de laboratorio es como sigue: 10% de las consultas pediátricas y el 15% de las consultas de subespecialistas, 3 estudios por paciente en cama de observación de urgencias, 2,3 por estancia hospitalaria, 3,5 por estancia en UCI.

Tabla 16. Demanda potencial de exámenes de laboratorio futura del HINFP, Cartagena, 2016.

HOSPITAL ACTUAL	Capacidad instalada		Indicadores Uso Laboratorio		Demanda Potencial Laboratorio	
	MES	AÑO	% de Uso	Cnc	MES	AÑO
Estancias Pediatría	11.220	134.640	100%	2,5	28.050	336.600
Estancias Cuidado Intermedio	60	720	100%	3,5	210	2.520
Estancias Cuidado Intensivo	870	10.440	100%	4,5	3.915	46.980
Consultas de Urgencia	4.320	51.840	133%	2,5	14.400	172.800
Pacientes de Urgencia en Observación	5.760	69.120	100%	2,5	14.400	172.800
Pacientes en Observación Quirúrgica	852	10.224	100%	1,5	1.278	15.336
Consulta Externa	9.504	114.048	30%	2,5	7.128	85.536
TOTALES					**69.381**	**832.572**

Con la progresión de la capacidad instalada de camas la demanda de exámenes de laboratorio pasaría de 28 641 mensual a unos 68 831 (variación de 242%).

La capacidad instalada de imagenología (Tabla 17) se estimó a partir de la demanda de estudios de imagenología por estancia hospitalaria, según los siguientes indicadores:

4 estudios por egreso hospitalario y 3 estudios por paciente observado en urgencia.

Tabla 17. Capacidad instalada estudios de imagenología, comparativas actual y proyectada del HINFP, Cartagena, 2016.

HOSPITAL ACTUAL	Horas día	Dias X Semana	Horas x Semana	Tiempo X Estudio (hrs)	Capacidad instalada mes
1 TAC.	24	7	168	0,50	1.344
1 Radiología Convencional. 1 Ecocardiograma.	24	7	168	0,33	2.016
1 Ecógrafo.	8	7	56	0,33	672
1 Electroencefalógrafo.	8	5	40	1,00	160
1 Angiógrafo.	8	2	16	1,00	64
TOTAL ACTUAL			448		4.256
HOSPITAL NUEVO	Horas día	Dias X Semana	Horas x Semana	Tiempo X Estudio (hrs)	Capacidad instalada mes
1 TAC.	24	7	168	0,50	1.344
1 Radiología Convencional. 1 Ecocardiograma.	24	7	168	0,33	2.016
1 Ecógrafo.	8	7	56	0,33	672
1 Electroencefalógrafo.	8	5	40	1,00	160
1 Resonancias Magnéticas. 1 Endoscopia.	8	5	40	1,00	160
1 Angiógrafo.	8	5	40	1,00	160
TOOTAL NUEVO			512		4.512

Así mismo, se ampliará el portafolio de servicios de complementación terapéutica así:

Tabla 18. Servicios de complementación terapéutica que se habilitarán en la nueva torre del HINFP, Cartagena, 2016.

SERVICIO
Hemodinamia
Unidad Renal (7 sillones Hemodialisis y 1 sala de diálisis peritoneal)
Endoscopia
Central de mezclas

Quimioterapia (6 Sillones actuales y en la Torre nueva habrá una sala con 11 sillones y 2 camas)

Todos estos servicios se habilitarán en el segundo piso de la torre que se construya, excepto hemodinamia terapéutica que se hará en el primer piso junto con la hemodinamia diagnóstica.

Los nuevos servicios de apoyo terapéutico se habilitarán en en el segundo año del proyecto. Los servicios de hemodiálisis, diálisis peritoneal y quimioterapia se proyectaron a razón de 2 pacientes por día, 22 días al mes. Más adelante se pudieran programar el funcionamiento 24 horas.

Los servicios de rehabilitación se proyectaron a razón de dos pacientes por hora para un funcionamiento de 8 horas diarias de lunes a viernes. Las terapias respiratorias a pacientes hospitalizados están estimadas dentro de las proyecciones de hospitalización.

9.5 Consulta Externa

Se ampliará el área de consulta externa para aprovechar mejor los espacios de modo que en la misma área existente operen 12 consultorios de una manera más funcional y confortable.

Doce consultorios, para prestar atención en 21 especialidades y subespecialidades:

1. Pediatría

2. Neumología
3. Infectología
4. Gastroenterología
5. Cardiología
6. Endocrinología
7. Neurología
8. Neurocirugía
9. Psiquiatría
10. Hematología
11. Oncología
12. ORL
13. Ortopedia
14. Urología
15. Cirugía Pediátrica
16. Psicología
17. Alergología
18. Anestesiología
19. Oftalmología
20. Nutrición

21. Cirugía cardiovascular

En total, la capacidad productiva sería de (con base en 12 horas de atención por día) [Tabla 19]:

144 horas día

792 horas semanales

3 168 horas mes

9 504 Consultas x mes

Tabla 19. Capacidad instalada de la consulta externa proyectada, HINFP, Cartagena, 2016.

CONSULTA EXTERNA	INDICIADORES Y PARÁMETROS				CAPACIDAD INSTALADA		
ÁREA	Cant	Horas día	Días X Sem	Cons X Hr.	DÍA	MES	AÑO
Consultorios	12	12	5,5	3	432	9.504	114.048

10 Programa médico arquitectónico del proyecto

El programa médico arquitectónico es el principal insumo para definir los diseños arquitectónicos y garantizar que cumplan con los estándares de habilitación establecidos por el estado para los servicios de salud. Además, permite dimensionar el proyecto dentro de los límites del terreno disponible para lograr una utilización más eficiente de los espacios.

Es importante resaltar que estas dimensiones estimadas se realizaron tomando en cuenta los estándares de infraestructura física, delineados en las normas de habilitación establecidas en las Resolución 2003 de 2014, pero ajustadas a las limitaciones de espacio de las áreas disponibles del lote. El diseñador tratará de apegarse lo sumo posible al programa médico arquitectónico, pero puede sentirse libre de introducir pequeñas variaciones para lograr los objetivos del diseño, pues las áreas sugeridas no constituyen una camisa de fuerza. No obstante, en caso de introducir variaciones a las áreas, de ningún modo pueden dejar de cumplir los estándares obligatorios de habilitación.

10.1 Análisis de la infraestructura actual

Este análisis previo es de gran significancia en razón de la importancia que los espacios hospitalarios tienen en la gerencia moderna. El objetivo de este ítem es sensibilizar a los directivos y gerentes de hospitales sobre la necesidad de reconsiderar los usos eficientes de los espacios utilizados y disponibles, en función de la proyección del desarrollo misional y la relación de productividad que estos representan para la gestión de los recursos y viabilidad financiera.

El hospital infantil Napoleón Franco Pareja es edificación de dos plantas en usos parciales, que está localizada en el barrio Bruselas, sector residencial de la ciudad de Cartagena, cuenta con todos los servicios públicos, las calles principales están en muy buen estado de pavimentación, sin embargo, las calles secundarias aledañas se encuentran en muy mal estado y no permiten el acceso vehicular, lo cual proyecta el desarrollo comercial de la empresa casi que en un solo sentido.

El terreno es de forma geométrica irregular, muchas de las irregularidades impiden en el corto plazo la posibilidad del crecimiento físico, y en cuyo caso las inversiones en rellenos, muros de contención y bases estructurales, serian de un altísimo costo.

La base espacial construible tiene frente sobre tres calles, ocupando una manzana completa; su relieve es ondulado, con diferentes cotas de nivel tal como comentamos anteriormente; actualmente se encuentra ocupado en más de un 50% lo que permite proyectar un uso futuro del 30% para dar cumplimiento a las normas ambientales y de construcciones hospitalarias.

La construcción tiene una edad de más de 60 años, la cual ha venido siendo reparada, mientras que se aprecian otras zonas de una sola planta que han sido construidas recientemente.

En la segunda planta además existe un área destinada para las habitaciones de la Hermanas Franciscanas, y una capilla. Existe una construcción reciente realizada sobre el ala derecha en la cual se ubica hoy la sección de consulta general y conformada por 10 consultorios y dos salas de espera; esta construcción cuenta con acabados se buena calidad, pero le falta mantenimiento.

En detalle podemos observar que existen unos 33 ambientes utilizados para la prestación de los servicios, las actividades administrativas, las áreas de circulación, servicios generales y zonas verdes entre otras.

Se han identificados 33 ambientes que ocupan un área total de 4 162 metros cuadrados que corresponden al 42% del área total del terreno según consta en las escrituras originales del hospital.

No obstante se observa que los espacios de mayor tamaño por ambiente individual, son los patios internos usados como zonas de tránsito, verdes y de circulación así como los parqueaderos, llama la atención que el ambiente consolidado de mayor espacio en uso es el de la UCI que representa el 13% del total construido.

Finalmente, al calcular el número de trabajadores por metro cuadrado de área destinada específicamente a la administración, prestación y gestión de los servicios, tenemos que existe una relación de 9.9 trabajadores por metro cuadrado.

N°	Ambientes	Área (m²)	Part (%)
1	ADMINISTRACION 2° PISO	230,08	5,50%
2	ADMISIONES	11,43	0,30%
3	ALMACEN AUXILIAR	25,1	0,60%
4	AUDITORIA	41,65	1,00%
5	CIRUGIA + CENTRAL DE ESTERILIZACION	256,71	6,20%
6	COCINA Y RESTAURANTE	88,6	2,10%
7	CONSULTA EXTERNA	215,02	5,20%
8	COORD. HOSPITALIZACION	12,03	0,30%
9	DORM. MEDICOS RESIDENTES	50,83	1,20%
10	ESTADISTICAS ARCHIVO Y CITAS MED	179,26	4,30%
11	ESTAR LICENCIADAS	12,6	0,30%
12	FACTURACION	29,3	0,70%
13	FARMACIA	66,3	1,60%
14	LABORATORIO CLINICO	47,52	1,10%
15	MANTENIMIENTOS, MODISTERIA	153,07	3,70%
16	MORGUE	14,2	0,30%
17	OF. UNIVERSIDAD DE CARTAGENA	20,61	0,50%
18	PARQUEADERO	488	11,70%
19	PATIOS	501,4	12,00%
20	RAYOS X	55	1,30%
21	RESIDENCIA HERMANAS	102,7	2,50%
22	SALA: HOSP- QUIRURGICA	70,54	1,70%
23	SALA: LUIS AMIGO	38,19	0,90%
24	SALA: MADRE SOFIA	49,9	1,20%
25	SALA: MEDICAS 3	68,9	1,70%
26	SALA: NEFROLOGIA + DIALISIS	56,1	1,30%
27	SALA: NEUMOPATIA	134,12	3,20%
28	SALA: SANTA CLARA	92,6	2,20%

N°	Ambientes	Área (m²)	Part (%)
29	SALON DE CONFERENCIAS	82,4	2,00%
30	SUB DIRECCION CIENTIFICA	17,78	0,40%
31	UCI DOÑA PILAR	542,22	13,00%
32	URGENCIAS	243,2	5,80%
33	ZONAS VERDES	165	4,00%
	TOTAL AMBIENTES	4162,36	100,00%

10.1.1 Consulta Externa

La inspección a la infraestructura física de los consultorios médicos donde se presta el servicio de consulta externa encontramos que estos muestran señales recientes de intervención para dar cumplimiento a las normas de habilitación, no obstante todavía se hace necesario mejorar las condiciones generales de algunos consultorios como el destinado a urología y las zonas de espera de los pacientes y sus familiares, áreas que deben tener en cuenta que por los problemas de oportunidad tienen una congestión permanente y los niños no tienen condiciones adecuadas para desarrollar actividades que les permitan distraerse mientras esperan el turno de atención.

10.1.2 Urgencias

La característica de la infraestructura física del área no cumple con ninguno de los criterios técnicos para la prestación de los servicios según la norma de habilitación, de otra parte, al comparar la demanda potencial de servicios de la ciudad frente a la oferta especializada, nos encontraremos siempre con que el hospital asume la carga y responsabilidad del 75% de la resolución clínica de toda la población en los estratos 1, 2 y 3.

Esta gran debilidad del servicio asociada al déficit de atención y resolución del primer nivel de atención de la ciudad generan grandes dificultades internas con un gran riesgo en los procesos del hospital que sume un costo social y político demasiado alto cuando llegan pacientes remitidos demasiado complicados por los que no se puede hacer mucho. No obstante, esta anotación debemos anotar la importancia de este servicio para la ciudad al precisar que si la urgencia no existiera o cerrara sus puertas los niveles de mortalidad en la ciudad se dispararían en unos 30 fallecimientos mes.

En resumen, podemos afirmar que las condiciones técnicas de prestación de los servicios observan grandes deficiencias de estructura para cumplir con los requisitos de habilitación, situación que puede conllevar al cierre de este servicio.

10.1.3 Cirugía

La oferta de los servicios quirúrgicos del hospital se capitaliza mediante la habilitación de tres (3) salas de cirugías que se encuentran debidamente equipadas para funcionar 12 y 24 horas diarias.

Se cuenta con una sala de cirugía de buen tamaño que se utiliza para la programación de los procedimientos de mayor complejidad, es especial el programa de cirugía cardiovascular y Hemodinamia pediátricas; la segunda y tercera salas de cirugía son de menor tamaño y básicamente se utiliza como la sala para realización de los procedimientos quirúrgicos ambulatorios así como los eventos de urgencias y una sala auxiliar en donde se realizan procedimientos de menor riesgo y complejidad, respectivamente.

La capacidad de producción de los servicios de cirugía del hospital de acuerdo a los tiempos quirúrgicos de sus procedimientos más frecuentes oscila entre 525 y 600 eventos por mes.

En la actualidad este servicio está siendo explotado entre el 65% y el 75% de su capacidad de producción total, lo cual refleja un cierto nivel de ineficiencia que debe ser considerado de la mano con el desempeño de la programación de los servicios y las fuentes de cirugías de consulta externa. Como veremos más adelante este factor es atribuido a la falta de direccionamiento de los servicios de consulta externa y la disminución de la oferta de las especialidades quirúrgicas, sin embargo, consideramos que con un mayor mercadeo y una mejor planeación se podría incrementar la productividad del servicio.

10.1.4 Hospitalización

Uno de los servicios más importantes de un hospital es el de hospitalización, de hecho, el tamaño de los hospitales se mide universalmente por el número de camas que maneja y ofrece a los pacientes. Dado el nivel de complejidad del hospital infantil Napoleón Franco Pareja, este servicio es uno de los servicios que mayores ingresos genera.

En la auditoria de la internación hospitalaria encontramos una oferta de 95 camas ubicadas en 6 pabellones y clasificadas por servicios según se muestra en la tabla siguiente, sin embargo, anotamos que existen unas 110 camas que ante la demanda de servicios son utilizadas con este propósito.

10.1.5 Apoyo Diagnóstico y Terapéutico

Los servicios de apoyo diagnóstico son los de imagenología, laboratorio clínico y patología, al revisar el proceso de tercerización nos hemos encontrado que en la mayoría de los casos obedeció más a una estrategia de operación para garantizar los servicios por la falta de capacidad financiera y de inversión del hospital, así como la falta de los procesos de control. Este servicio se encuentra tercerizado con Paramédicos S.A.

Otros servicios de apoyo terapéutico disponibles en el HINFP son los de fisioterapia, terapia del lenguaje y terapia respiratoria.

10.1.6 Cuidados críticos

En alianza con la fundación UCI Doña Pilar empresa que forma parte del hospital se tienen disponibles los servicios de cuidados críticos, cuyo objetivo es ampliar la cobertura en el tercer y cuarto nivel de complejidad, mejorando ostensiblemente la capacidad resolutiva de la institución en la localidad de Cartagena, ofreciendo la oportunidad de disminuir los índices de mortalidad infantil.

Actualmente el Hospital Infantil cuenta con seis (6) camas de cuidados intensivos pediátricos, ocho (8) camas neonatales y cuatro (4) camas de cuidados intermedios.

10.2 Análisis de las áreas disponibles

Como ya se estableció, el edificio del Hospital Infantil Napoleón Franco Pareja se encuentra en un lote delimitado al Norte por la Transversal 35, al Suroeste por la Diagonal 28, y al Sureste por la Carrera 38, abarcando una superficie de 9.839 m^2 y su uso es institucional (Ilustración 2).

Ilustración 2. Situación actual del HINFP, Cartagena, 2016

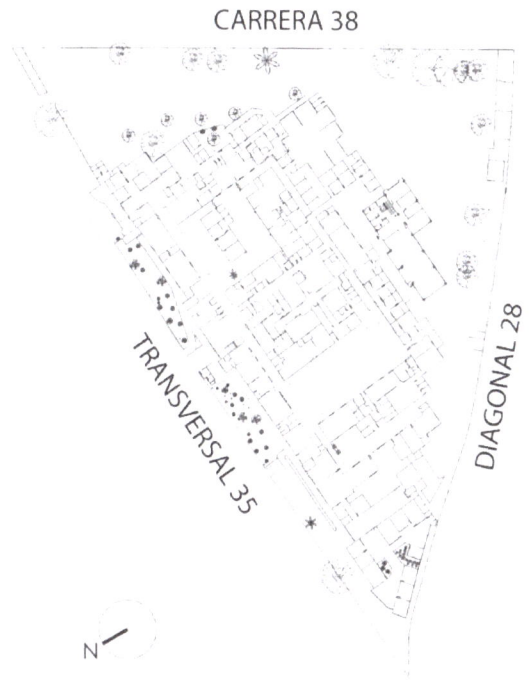

SITUACIÓN ACTUAL

La nueva torre de hospitalización se ubicará en el espacio libre que hay entre el edificio actual y la Carrera 38, en el extremo Sureste del lote (Ilustración 3).

Ilustración 3. Zona de actuación de la nueva torre de hospitalización y servicios del HINFP, Cartagena, 2016

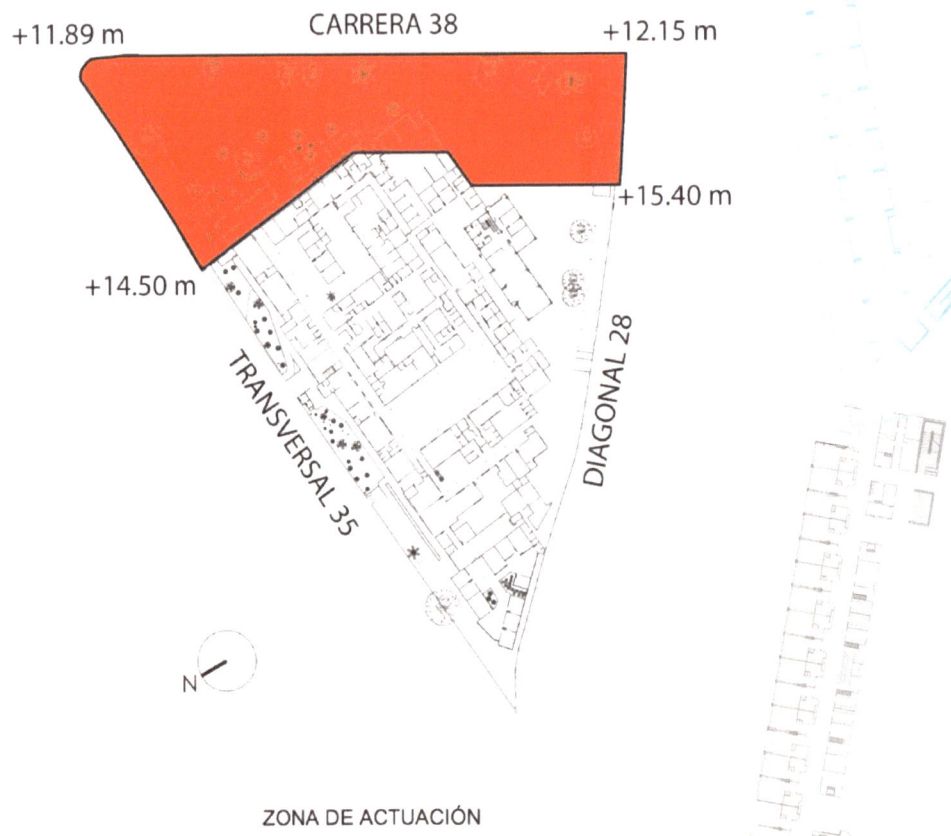

ZONA DE ACTUACIÓN

La zona de actuación comienza en el punto que será de contacto entre el edificio existente y el nuevo a la cota +14.50 m de la Transversal 35, llegando hasta la cota +11.89 m en la esquina de intersección con la carrera 38. A su vez, la carrera 38 pasa de la cota +11.89m en ese punto a la cota

+12.15 m en la esquina con la Diagonal 28. El final de la zona de actuación en la Diagonal 28 está en la cota +15.40 m.

La zona de actuación tiene unos linderos con las siguientes dimensiones:

- Transversal 35: 40 m.
- Carrera 38: 93 m.
- Diagonal 28: 32 m.

10.2.1 Definición de las áreas a construir

El detallado de las áreas a construir y demoler para la nueva edificación se puede estudiar en la Tabla 20.

Tabla 20. Áreas a construir y demoler en la nueva torre del HINFP, Cartagena, 2016

NIVELES	NUEVA PLANTA		ÁREAS TÉCNICAS (m2)		TERRAZAS (m2)		TERRAZAS (m2)		DEMOLER (m2)
	Sup. Constr.	Sup. Útil	Sup. Constr.	Sup. Útil	Sup. Constr.	Sup. Útil	Sup. Constr.	Sup. Útil	Sup. Constr.
PLANTA CASETONES	84,30	70,17	155,29	132,95					
PISO 13	920,99	742,65			335,45	302,70			
PISO 12	1.270,92	1.097,67							
PISO 11	1.270,92	1.097,36							
PISO 10	1.270,92	1.097,34							
PISO 9	1.270,91	1.097,36							
PISO 8	1.270,91	1.097,36							
PISO 7	1.270,91	1.097,35							
PISO 6	1.270,91	1.097,35							
PISO 5	1.270,91	1.097,68							
PISO 4	1.270,91	1.097,36							
PISO 3	502,11	399,05	492,70	455,67	199,29	182,35			
PISO 2	1.743,41	1.531,98							
PISO 1	1.577,85	*1,05					127,13	100,68	516,59
SEMISÓTANO	1.581,36	1.377,83							
TOTAL SOBRE RASANTE	17.848,24	13.998,51	647,99	588,62	534,74	485,05	127,13	100,68	516,59
SÓTANO 1	1.637,39	1.475,75							
SÓTANO 2	1.665,94	1.486,11							
TOTAL BAJO RASANTE	3.303,33	2.961,86	0,00	0,00	0,00	0,00	0,00	0,00	0,00

NIVELES	NUEVA PLANTA		ÁREAS TÉCNICAS (m2)		TERRAZAS (m2)		TERRAZAS (m2)		DEMOLER (m2)
	Sup. Constr.	Sup. Útil	Sup. Constr.	Sup. Útil	Sup. Constr.	Sup. Útil	Sup. Constr.	Sup. Útil	Sup. Constr.
TOTAL SUPERFICIES	21.151,57	16.960,37	647,99	588,62	534,74	485,05	127,13	100,68	516,59

10.2.2 Descripción funcional

El programa funcional se desarrolla en el edificio de la siguiente manera:

SÓTANO 2. En este nivel se ubican 50 parqueaderos, el área de mantenimiento, depósitos de agua y diferentes cuartos de instalaciones.

SÓTANO 1. En este nivel se ubican 41 parqueaderos, una garita para el control del acceso y salida de los vehículos, la lavandería y diferentes cuartos de instalaciones.

SEMISÓTANO. En este nivel se ubica, imagenología, rehabilitación y morgue.

PISO 01. En este nivel se ubican las urgencias, farmacia, compras y almacén y una capilla.

PISO 02. En este nivel se ubica diálisis, quimioterapia, mezclas y laboratorios clínico y patológico.

PISO 03. En este nivel se ubica la planta técnica, servicios generales interiores y exteriores.

PISOS 04 al 11. En estos niveles se ubican las hospitalizaciones.

PISO 12. En este nivel no existe ningún uso.

PISO 13 AZOTEA. En este nivel se ubica la cafetería interna y externa, aulas, área de juegos interior y exterior, la sala de eventos y un área de instalaciones.

PLANTA CASETÓN. En este nivel se ubican instalaciones.

10.3 Dotación requerida

A continuación se presentará la dotación que se requerirá para el correcto funcionamiento de cada una de las áreas productivas del nuevo Hospital, clasificada por tipo de dotación y estableciendo la cantidad requerida y el costo total aproximado.

10.3.1 Urgencias

La dotación de urgencia con sus cantidades y valores aproximados se puede observar en la Tabla 21.

Tabla 21. Dotación requerida para el servicio de Urgencias, en el nuevo HINF, Cartagena, 2016

TIPO DE DOTACIÓN	CANTIDAD	TOTAL
BIOMÉDICA	**243**	**$ 115.231.000**
Camillas rodantes con barandas	44	$ 37.400.000
Desfibrilador con paletas pediátricas	1	$ 15.000.000
Camilla rodante con sistema de freno	6	$ 13.800.000
Monitor cardíaco de 5 derivaciones con visoscopio e impresora	2	$ 9.000.000
Monitor de signos vitales	2	$ 7.000.000
Bomba de infusión	2	$ 5.000.000
Atril portasuero	46	$ 3.450.000
Oxímetro de pulso	2	$ 3.100.000
Escalera dos pasos	49	$ 2.695.000
Carro de paro	1	$ 2.240.000
Camilla	6	$ 1.950.000
Bala de oxígeno auxiliar	6	$ 1.734.000

TIPO DE DOTACIÓN	CANTIDAD	TOTAL
Equipo de órgano de los sentidos	5	$ 1.600.000
Aspirador de secreciones	3	$ 1.470.000
Báscula de piso (150 kg)	4	$ 1.456.000
Negatoscopio	5	$ 1.100.000
Balanza pesa bebés	4	$ 760.000
Mesa auxiliar rodante	4	$ 720.000
Camilla para procedimientos	1	$ 650.000
Equipo de pequeña cirugía	2	$ 620.000
Silla de ruedas	2	$ 560.000
Carro porta historias clínicas	1	$ 510.000
Biombo	4	$ 480.000
Carro fungible	1	$ 450.000
Tensiómetro pediátrico	5	$ 275.000
Lámpara cuello de cisne	2	$ 274.000
Sierra corta yesos	1	$ 245.000
Vitrina metálica	1	$ 235.000
Equipo de toracostomía pediátrico	1	$ 230.000
Fonendoscopio pediátrico	5	$ 225.000
Termómetro auricular	5	$ 175.000
Equipo de venodisección	1	$ 120.000
Material para inmovilización pedíatrco	2	$ 100.000
martillo de reflejos	4	$ 100.000
Equipo de punción lumbar	2	$ 96.000
Tijera para yesos	1	$ 90.000
Corta anillos	1	$ 80.000
Palangana de acero inoxidable	1	$ 65.000
Tijera para vendaje	1	$ 65.000
Palangana plástica	1	$ 45.000
Tijera picopato	1	$ 45.000
Separador de yesos	1	$ 15.000
Cinta métrica	4	$ 6.000
SISTEMAS	**20**	**$ 12.605.000**
Computador DeskTop	10	$ 8.500.000
Escáner de alta velocidad	1	$ 2.935.000
Impresora InkJet	9	$ 1.170.000
DOTACIÓN OFICINA	**100**	**$ 11.849.000**
Tandem de 4 sillas	10	$ 3.000.000
Escritorio mediano	7	$ 2.800.000
Archivador grande 4 gavetas	4	$ 1.824.000
Silla giratorias	8	$ 1.160.000
Silla plástica	46	$ 920.000
Escritorio grande	1	$ 500.000
Biblioteca de madera	1	$ 450.000
Silla	6	$ 370.000
Silla giratoria	4	$ 300.000

TIPO DE DOTACIÓN	CANTIDAD	TOTAL
Papelera oficina	8	$ 280.000
Silla pacientes	4	$ 180.000
Buzón de sugerencias	1	$ 65.000
ASEO	**20**	**$ 1.505.000**
Tanque plástico 200 lts.	11	$ 660.000
Carro de aseo	1	$ 430.000
Papelera baño acero inoxidable	5	$ 220.000
Carro estruja mopa	1	$ 145.000
Balde plástico	2	$ 50.000
DECORACIÓN	**11**	**$ 1.240.000**
Cuadro decorativo grande	3	$ 900.000
Planta ornamental en maceta decorativa	6	$ 180.000
Cuadro decorativo mediano	2	$ 160.000
COMUNICACIONES	**6**	**$ 1.005.000**
Televisor LCD de 32"	1	$ 780.000
Teléfono	5	$ 225.000
INDUSTRIAL	**10**	**$ 820.000**
Estantería metálica	8	$ 480.000
Dispensador de agua fría	1	$ 220.000
Filtro ozonizador	1	$ 120.000
Total general	**410**	**$ 144.255.000**

10.3.2 Hospitalización

La dotación de hospitalización con sus cantidades y valores aproximados se puede observar en la Tabla 22.

Tabla 22. Dotación requerida para el servicio de Hospitalización, en el nuevo HINF, Cartagena, 2016

TIPO DE DOTACIÓN	CANTIDAD	TOTAL
BIOMÉDICA	**1631**	**$ 1.358.064.000**
Cama hospitalaria tres planos	288	$ 1.152.000.000
Colchón antiescaras	148	$ 103.600.000
Bomba de infusión	10	$ 25.000.000
Atril portasuero	288	$ 21.600.000
Mesa de noche	148	$ 21.460.000
Pato de acero inoxidable	288	$ 10.080.000
Escalera dos pasos	148	$ 8.140.000
Pisingo de acero inoxidable	288	$ 7.200.000
Carro porta historias clínicas	8	$ 4.080.000
Bala de oxígeno auxiliar	6	$ 1.734.000

TIPO DE DOTACIÓN	CANTIDAD	TOTAL
Camilla para procedimientos	2	$ 1.300.000
Equipo de pequeña cirugía	2	$ 620.000
Mesa auxiliar rodante	3	$ 540.000
Vitrina metálica	2	$ 470.000
Equipo de venodisección	2	$ 240.000
DOTACIÓN OFICINA	**245**	**$ 124.369.000**
Sofá grande	93	$ 111.600.000
Papelera sala	93	$ 3.255.000
Silla giratorias	16	$ 2.320.000
Archivador grande 4 gavetas	4	$ 1.824.000
Escritorio mediano	3	$ 1.200.000
Mueble para almacenamiento de medicamentos	1	$ 1.100.000
Tandem de 4 sillas	3	$ 900.000
Escritorio grande	1	$ 500.000
Biblioteca de madera	1	$ 450.000
Silla	6	$ 370.000
Papelera oficina	10	$ 350.000
Silla giratoria	4	$ 300.000
Silla plásticas	10	$ 200.000
SISTEMAS	**21**	**$ 14.175.000**
Computador DeskTop	12	$ 10.200.000
Escáner de alta velocidad	1	$ 2.935.000
Impresora InkJet	8	$ 1.040.000
LENCERÍA	**400**	**$ 10.000.000**
Almohada	400	$ 10.000.000
ASEO	**112**	**$ 5.405.000**
Papelera baño acero inoxidable	100	$ 4.400.000
Carro de aseo	1	$ 430.000
Tanque plástico 200 lts.	6	$ 360.000
Carro estruja mopa	1	$ 145.000
Dispensador de jabón	3	$ 45.000
Balde plástico	1	$ 25.000
DECORACIÓN	**14**	**$ 990.000**
Cuadro decorativo mediano	6	$ 480.000
Cuadro decorativo grande	1	$ 300.000
Planta ornamental en maceta decorativa	7	$ 210.000
INDUSTRIAL	**6**	**$ 360.000**
Estantería metálica	6	$ 360.000
COMUNICACIONES	**8**	**$ 360.000**
Teléfono	8	$ 360.000
Total general	**2437**	**$ 1.513.723.000**

10.3.3 Cirugia

La dotación de cirugía con sus cantidades y valores aproximados se puede observar en la Tabla 23.

Tabla 23. Dotación requerida para el servicio de Cirugía, en el nuevo HINF, Cartagena, 2016

TIPO DE DOTACIÓN	CANTIDAD	TOTAL
INDUSTRIAL	22	$ 1.684.317.600
Aire central tipo Chiller 160 toneladas	2	$ 1.609.000.000
Autoclave esterilizador 340 Lts	2	$ 71.525.600
Olla esterilizadora	1	$ 2.552.000
Estantería metálica	15	$ 900.000
Dispensador de agua fría	1	$ 220.000
Filtro ozonizador	1	$ 120.000
BIOMÉDICA	262	$ 1.366.847.120
Máquina de anestesia	3	$ 255.000.000
Lámpara cielítica	7	$ 140.000.000
Mesa para cirugía	5	$ 100.000.000
Equipo instrumental para ortopedia adulto	4	$ 59.770.400
Equipo instrumental para cirugía general adulto	4	$ 55.172.160
Equipo instrumental para cirugía general niños	4	$ 55.172.160
Rayos X portátil	1	$ 52.000.000
Microscopio Neurocirugia ORL	1	$ 40.000.000
Microscopio Oftalmología	1	$ 40.000.000
Bomba de infusión	13	$ 32.500.000
Camilla rodante, con barandas y sistema de freno	14	$ 32.200.000
Equipo instrumental para cirugía de tórax niño	2	$ 32.000.000
Equipo instrumental para cirugía urología	2	$ 32.000.000
Equipo instrumental para ortopedia niño	2	$ 32.000.000
Equipo instrumental para cirugía de tórax adulto	2	$ 32.000.000
Intensificador de Imágenes (Arco en C)	1	$ 28.000.000
Equipo instrumental para ortopedia pediátrico	2	$ 27.770.400
Nasofibrofaringoscopio	1	$ 24.000.000
Instrumental de cirugía oftalmológica	2	$ 24.000.000

TIPO DE DOTACIÓN	CANTIDAD	TOTAL
Equipo de gases arteriales.	1	$ 22.000.000
Equipo instrumental para cirugía plástica	1	$ 17.736.400
instrumental para cirugía de Torax	1	$ 16.000.000
Equipo instrumental para cirugía maxilofacial	1	$ 16.000.000
instrumental para cirugía de Craneo	1	$ 16.000.000
Equipo instrumental para neurocirugía adulto	1	$ 16.000.000
instrumental para cirugía de Columna	1	$ 16.000.000
Equipo instrumental para cirugía ORL	1	$ 16.000.000
Equipo instrumental para neurocirugía niños	1	$ 16.000.000
Monitor cardíaco	2	$ 12.000.000
Lampara Led Auxiliar	4	$ 12.000.000
Capnógrafo	1	$ 10.440.000
Electrocardiógrafo	2	$ 10.000.000
Colchón antiescaras	14	$ 9.800.000
Oxímetro de pulso	6	$ 9.300.000
Camilla rodante con barandas y sistema de freno	4	$ 9.200.000
Estimulador de nervio periférico	1	$ 9.000.000
Equipo de succión para cirugía	7	$ 6.230.000
Sistema de infusión rápida de líquidos	1	$ 4.500.000
Carro de paro	2	$ 4.480.000
Mesa para instrumental quirúrgico	5	$ 3.250.000
Equipo de reanimación adultos y niños	2	$ 2.500.000
Aspirador de secreciones	5	$ 2.450.000
Bala de oxígeno auxiliar 680 lts con carro de transporte	4	$ 1.849.600
Bala de oxígeno auxiliar	6	$ 1.734.000
Bandeja en acero para instrumental	40	$ 1.680.000
Mesa auxiliar rodante	9	$ 1.620.000
sistema de calentamiento de líquidos y sangre.	1	$ 1.200.000
Atril portasuero	14	$ 1.050.000
Carro porta historias clínicas	2	$ 1.020.000
Armario metálico con puertas de vidrio	4	$ 960.000
Vitrina metálica	4	$ 940.000
Dermatomo	1	$ 850.000
Laringoscopio con hojas para adulto y niños	3	$ 840.000
Aspirador portátil	1	$ 395.000
Tensiómetro pediatrico	6	$ 330.000

TIPO DE DOTACIÓN	CANTIDAD	TOTAL
Tensiómetro de adultos	6	$ 330.000
Silla de ruedas	1	$ 280.000
Equipo de intubación retrógrada	1	$ 234.000
Fonendoscopio pediátrico	5	$ 225.000
Fonendoscopio de adultos	5	$ 225.000
Torniquete neumático para cirugía	1	$ 158.000
Bandeja de acero	4	$ 140.000
Equipo de cricotiroidotomía percutánea.	1	$ 120.000
Riñonera	4	$ 104.000
Stryker (anspach) Corte de tejidos y huesos	1	$ 55.000
Lupa grande	2	$ 36.000
DOTACIÓN OFICINA	**41**	**$ 9.462.000**
Tandem de 4 sillas	6	$ 1.800.000
Mesa grande de recepción y clasificación	3	$ 1.200.000
Mueble para almacenamiento de medicamentos	1	$ 1.100.000
Archivador grande 4 gavetas	2	$ 912.000
Biblioteca de madera	2	$ 900.000
Silla	9	$ 675.000
Sofá cama	1	$ 650.000
Escritorio pequeño	2	$ 600.000
Escritorio grande	1	$ 500.000
Escritorio mediano	1	$ 400.000
Mesa	1	$ 200.000
Papelera oficina	5	$ 175.000
Silla giratoria	2	$ 150.000
Mesa de revistas	1	$ 120.000
Silla plástica	4	$ 80.000
SISTEMAS	**5**	**$ 2.860.000**
Computador DeskTop	3	$ 2.600.000
Impresora InkJet	2	$ 260.000
ASEO	**29**	**$ 2.226.000**
Carro de aseo	2	$ 860.000
Tanque plástico 200 lts.	8	$ 480.000
Papelera baño acero inoxidable	9	$ 396.000
Carro estruja mopa	2	$ 290.000
Dispensador de papel secante	2	$ 90.000
Dispensador de jabón	4	$ 60.000
Balde plástico	2	$ 50.000
LENCERÍA	**42**	**$ 1.330.000**
Juego de sábanas	28	$ 980.000
Almohada	14	$ 350.000

TIPO DE DOTACIÓN	CANTIDAD	TOTAL
COMUNICACIONES	3	$ 870.000
Televisor LCD de 32"	1	$ 780.000
Teléfono	2	$ 90.000
DECORACIÓN	6	$ 550.000
Cuadro decorativo grande	1	$ 300.000
Cuadro decorativo mediano	2	$ 160.000
Planta ornamental en maceta decorativa	3	$ 90.000
COCINA	3	$ 77.000
Cafetera	1	$ 45.000
Vajilla para café	1	$ 22.000
Juego de 6 vasos de electroplata	1	$ 10.000
Total general	413	$ 3.068.539.720

10.3.4 Laboratorio Clínico

La dotación de laboratorio clínico con sus cantidades y valores aproximados se puede observar en la Tabla 24.

Tabla 24. Dotación requerida para el servicio de Laboratorio Clínico, en el nuevo HINF, Cartagena, 2016

TIPO DE DOTACIÓN	CANTIDAD	TOTAL
BIOMÉDICA	140	$ 111.254.000
Equipo automatizados para hematología	1	$ 30.000.000
Analizador automatizado de química Clínica	1	$ 21.000.000
Estereomicroscopio	1	$ 11.000.000
Cabina de flujo laminar	1	$ 7.300.000
Microscopio binocular	2	$ 7.200.000
Espectrofotómetro Visible y Ultravioleta	1	$ 6.700.000
Centrífuga para tubos, micro-tubos	2	$ 5.000.000
Incubadora y hornos para secado	1	$ 3.400.000
Bateria para coloración	2	$ 2.400.000
Contador de colonias y de células	1	$ 2.350.000
Destilador de agua	1	$ 2.000.000
Equipo para filtración por membranas	1	$ 1.890.000
Pipeta volumétrica	20	$ 1.360.000
Agitador magnéticos y de Manzini	1	$ 1.350.000
Baño serológicos y recirculador	1	$ 1.300.000
Pipeta serológica	20	$ 1.120.000
Probeta serolígica	20	$ 840.000
Probeta volumétrica	20	$ 780.000

TIPO DE DOTACIÓN	CANTIDAD	TOTAL
Camilla para procedimientos	1	$ 650.000
Vitrina metálica	2	$ 470.000
Lámpara Ultravioleta	1	$ 450.000
Silla de Toma de Muestras	2	$ 420.000
Mesa auxiliar rodante	2	$ 360.000
Equipo de pequeña cirugía	1	$ 310.000
Silla de ruedas	1	$ 280.000
Pinza para vidriera	8	$ 280.000
Erlenmeyer	6	$ 210.000
Campana Dirham	4	$ 180.000
Incinerador	2	$ 174.000
Mechero	2	$ 174.000
Beaker	6	$ 138.000
Equipo de venodisección	1	$ 120.000
Asa microbiológica	4	$ 48.000
INDUSTRIAL	**11**	**$ 12.581.388**
Autoclave esterilizador automático 16 lts.	2	$ 6.601.388
Nevera 18 piés cúbicos	3	$ 5.400.000
Estantería metálica	4	$ 240.000
Dispensador de agua fría	1	$ 220.000
Filtro ozonizador	1	$ 120.000
DOTACIÓN OFICINA	**27**	**$ 7.658.000**
Tandem de 6 Silla	4	$ 1.440.000
Archivador grande 4 gavetas	3	$ 1.368.000
Mueble para almacenamiento de medicamentos	1	$ 1.100.000
Escritorio mediano	2	$ 800.000
Mueble madera para depósito	1	$ 650.000
Escritorio grande	1	$ 500.000
Biblioteca de madera	1	$ 450.000
Tandem de 4 sillas	1	$ 300.000
Silla	4	$ 300.000
Cartelera informativa	2	$ 300.000
Silla giratoria	3	$ 225.000
Mesa de revistas	1	$ 120.000
Papelera oficina	3	$ 105.000
SISTEMAS	**6**	**$ 2.940.000**
Computador DeskTop	3	$ 2.550.000
Impresora InkJet	3	$ 390.000
DECORACIÓN	**12**	**$ 1.320.000**
Cuadro decorativo grande	3	$ 900.000
Cuadro decorativo mediano	3	$ 240.000
Planta ornamental en maceta decorativa	6	$ 180.000
ASEO	**14**	**$ 1.148.000**
Carro de aseo	1	$ 430.000

TIPO DE DOTACIÓN	CANTIDAD	TOTAL
Papelera baño acero inoxidable	7	$ 308.000
Tanque plástico 200 lts.	4	$ 240.000
Carro estruja mopa	1	$ 145.000
Balde plástico	1	$ 25.000
COMUNICACIONES	**3**	**$ 135.000**
Teléfono	3	$ 135.000
Total general	**213**	**$ 137.036.388**

10.3.5 Imagenología

La dotación de imágenes diagnósticos con sus cantidades y valores aproximados se puede observar en la Tabla 25.

Tabla 25. Dotación requerida para el servicio de Imagenología, en el nuevo HINF, Cartagena, 2016

TIPO DE DOTACIÓN	CANTIDAD	TOTAL
BIOMÉDICA	**27**	**$ 4.342.479.000**
Resonador (RMN)	1	$ 2.600.000.000
Tomógrafo	1	$ 1.200.000.000
Equipo de rayos X	1	$ 220.000.000
Arco en C con unidad de fluoroscopia más intensificador de imagen	1	$ 185.000.000
Ecocardiógrafo	1	$ 48.000.000
Endoscopio electrónico	1	$ 45.600.000
Ecógrafo	1	$ 28.000.000
Máquina reveladora (Rayos X)	1	$ 8.000.000
Camilla rodante con barandas y sistema de freno	1	$ 2.300.000
Bala de oxígeno auxiliar	6	$ 1.734.000
Camilla	2	$ 1.500.000
Negatoscopio	6	$ 1.180.000
Camilla consultorio	2	$ 650.000
Silla de ruedas	1	$ 280.000
Vitrina metálica	1	$ 235.000
DOTACIÓN OFICINA	**35**	**$ 8.808.000**
Escritorio mediano	4	$ 1.600.000
Tandem de 4 sillas	5	$ 1.500.000
Archivador grande 4 gavetas	3	$ 1.368.000
Escritorio asistente	3	$ 1.020.000
Mueble madera para depósito	1	$ 1.000.000
Escritorio grande	1	$ 500.000

TIPO DE DOTACIÓN	CANTIDAD	TOTAL
Biblioteca de madera	1	$ 450.000
Silla	5	$ 375.000
Silla giratoria	3	$ 225.000
Silla	3	$ 225.000
Mesa	1	$ 200.000
Archivador pequeño	1	$ 120.000
Mesa de revistas	1	$ 120.000
Papelera oficina	3	$ 105.000
SISTEMAS	**12**	**$ 7.120.000**
Computador DeskTop	7	$ 6.200.000
Impresora InkJet	4	$ 520.000
Impresora matriz de punto	1	$ 400.000
ASEO	**17**	**$ 1.300.000**
Carro de aseo	1	$ 430.000
Tanque plástico 200 lts.	6	$ 360.000
Papelera baño acero inoxidable	6	$ 264.000
Carro estruja mopa	1	$ 145.000
Tanque plástico para desechos	2	$ 76.000
Balde plástico	1	$ 25.000
COMUNICACIONES	**6**	**$ 1.025.000**
Televisor LCD de 32"	1	$ 780.000
Teléfono	4	$ 180.000
Teléfono	1	$ 65.000
INDUSTRIAL	**7**	**$ 640.000**
Estantería metálica	5	$ 300.000
Dispensador de agua fría	1	$ 220.000
Filtro ozonizador	1	$ 120.000
DECORACIÓN	**3**	**$ 410.000**
Cuadro decorativo grande	1	$ 300.000
Cuadro decorativo mediano	1	$ 80.000
Planta ornamental en maceta decorativa	1	$ 30.000
Total general	**107**	**$ 4.361.782.000**

10.3.6 Análisis consolidado de necesidades de dotación

El siguiente es el consolidado por áreas, valor aproximado y porcentaje de participación en los costos aproximados de adquisición.

Tabla 26. Consolidado de dotación por áreas, valor aproximado y porcetaje de participación en el presupuesto de dotación, HINFP, Cartagena, 2016.

TIPO DE DOTACIÓN	TOTAL	%
ÁREA DE LOGÍSTICA	$ 963.783.000	8,08%
INDUSTRIAL	$ 671.475.000	5,63%
DOTACIÓN OFICINA	$ 137.637.000	1,15%
SISTEMAS	$ 88.935.000	0,75%
COMUNICACIONES	$ 36.920.000	0,31%
ASEO	$ 8.463.000	0,07%
DECORACIÓN	$ 7.010.000	0,06%
COCINA	$ 6.733.000	0,06%
BIOMÉDICA	$ 3.440.000	0,03%
LENCERÍA	$ 3.170.000	0,03%
ÁREA DE SERVICIOS	$ 10.964.615.708	91,92%
BIOMÉDICA	$ 8.949.725.720	75,03%
INDUSTRIAL	$ 1.716.948.988	14,39%
DOTACIÓN OFICINA	$ 203.540.000	1,71%
SISTEMAS	$ 54.265.000	0,45%
ASEO	$ 14.901.000	0,12%
LENCERÍA	$ 12.570.000	0,11%
DECORACIÓN	$ 7.260.000	0,06%
COMUNICACIONES	$ 5.405.000	0,05%
Total general	$ 11.928.398.708	100,00%

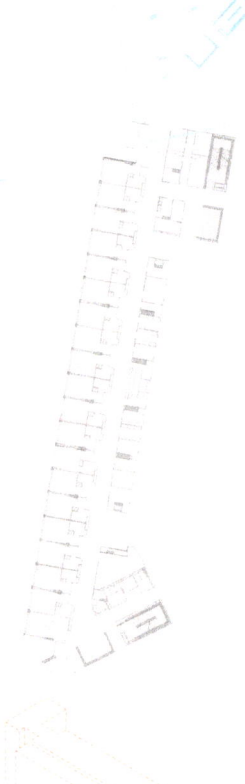

11 Conclusiones y recomendaciones

11.1 Conclusiones

1. A pesar de que en el escenario actual del sector salud, los resultados económicos son la clave esencial del progreso, se requiere que el Hospital mantenga y defienda sus principios de responsabilidad social, moral y profesional frente a mejorar el estado de la salud de la niñez en la ciudad, la región y el país.

2. La Casa del Niño cuenta con políticas claras e innegociables, dentro de una plataforma estratégica sólida (misión, visión, principios, valores), para el logro de sus objetivos estratégicos, sin desmedro de sus principios fundamentales.

3. El actual modelo organizacional del Hospital resulta insuficiente para asumir una capacidad instalada y productiva mucho mayor, como se pretende con el proyecto que aquí se describe.

4. El modelo de atención que se plantea implementar en el Hospital Infantil Napoleón Franco Pareja se acoge a los estándares internacionales de atención en salud.

5. El sistema de planeación, evaluación y control del Hospital se encuentra dividido en tres niveles de

implementación: estratégico, táctico y operativo, cada uno de ellos con un producto y un responsable de su consecución.

6. El Hospital ha establecido tres (3) estrategias genéricas para el logro de sus objetivos y el cumplimiento de su visión: liderazgo en costos, diferenciación y focalización.

7. La integración de la planeación, con la evaluación y el control, se hace a través del sistema de gestión de calidad, de manera que naturalmente se articula con el programa de auditorías para el mejoramiento continuo de la calidad (PAMEC) y los procesos y procedimientos institucionales.

8. La gestión de la calidad del HINFP se basa en los criterios establecidos en estándares internacionales de sistemas de gestión integral de la calidad (SGIC) y acordes al cumplimiento de los estándares y requerimientos del sistema obligatorio de garantía de la calidad (SOGC) del sistema general de seguridad social en salud (SGSSS).

9. El Hospital cuenta con un plan estratégico de las TICs, que aún no se ha implementado, así como con pautas generales para garantizar tanto la seguridad de los computadores, como de la información almacenada en ellos.

10. Se cuenta con un Centro de Investigación y Docencia que con apenas 5 años de existencia y gracias al apoyo recibido por parte de la alta gerencia, ha logrado consolidar tres grupos de

investigación categorizados en Colciencias, fortalecer convenios de docencia-servicio con seis universidades, establecer un Comité de Ética de la Investigación, generar relaciones de cooperación con importantes centros nacionales e internacionales de investigación y publicar regular un boletín epidemiológico del Hospital. Sin embargo, adolece de la no aceptación por parte de la comunidad médica del Hospital, no cuenta con un presupuesto independiente y presenta insuficiencias en el recurso humano asignado.

11. El Hospital cumple con todos los requisitos y cuenta con buenas posibilidades para convertirse en un Hospital Universitario, de acuerdo a la normatividad vigente.

11.2 Recomendaciones

1. Es necesario involucrar al conjunto de la institución en liderar las acciones de transformación y cambio, crear condiciones de convivencia, dialogo participación y compromiso tanto en las prácticas individuales como colectivas, generando un clima proactivo dirigido a la integridad y transparencia en el ejercicio de la gestión clínica y administrativa.

2. Se debe reorientar el modelo de gestión del Hospital en los términos establecidos en este estudio, para adecuar su estructura organizacional para asumir la capacidad instalada y productiva que se busca con el proyecto de ampliación.

3. Se debe asegurar la articulación de cada uno de los niveles de la planeación corporativa (estratégica,

táctica y operativa) a través de procesos que parten de la misión y la visión, con sus respectivos objetivos estratégicos (planeación estratégica), pasando por los programas y proyectos derivados de los anteriores, (planeación táctica), hasta llegar a planes operativos que se integran a las labores del día a día de cada uno de los funcionarios del Hospital.

4. Se requiere desarrollar algunas competencias institucionales actualmente ausentes, para el logro de los objetivos planteados a través de las estrategias genéricas establecidas. Entre ellas: disciplina de planeación, gestión integral de la calidad, análisis de información, uso de indicadores de gestión, toma de decisiones basadas en hechos y datos, etc.

5. Es prioritario garantizar la implementación del Sistema Integrado de Gestión de la Calidad (SIGC), desplegando un proyecto de certificación del mismo (Sistema de Gestión de la Calidad, Sistema de Gestión Ambiental y Sistema de Gestión de Seguridad y Salud en el Trabajo), utiizando como criterios las normas ISO 9001, 14001 y 18001, con lo cual se generaría una cultura de la calidad integral en la institución de una manera más eficaz y eficiente, previo al proceso de Acreditación Institucional.

6. Se hace necesario desplegar el sistema de información en todos los niveles de la organización, de manera que la información generada pueda ser utilizada oportunamente en la toma de decisiones

críticas. Se recomienda la implementación de un sistema de gestión que relacione tareas y resultados a través de indicadores.

7. Se recomienda la implementación del proyecto de desarrollo de TIC, compuesto por los programas de: desarrollo organizacional, desarrollo de infraestructura, desarrollo del talento humano, innovación, gestión de riesgos y ajuste normativo.

8. Fortalecer el CID asignándole los recursos requeridos de acuerdo a la planeación estratégica del mismo, con miras a la mayor efectividad de su gestión académica y científica y su sostenibilidad financiera.

9. Revisar la relación de conveniencia costo-beneficio de algunos de los programas docente-asistenciales, especialmente los de nivel técnico. Estudiar la posibilidad de generar al interior del Hospital una Institución Educativa de Formación para el Trabajo -IEFT- que provea a la ciudad y la región de técnicos especializados en la gestión de servicios clínicos pediátricos.

10. Implementar los proyectos que permitan la evolución del Hospital hacia Hospital Universitario, dado que se cuenta con el cumplimiento de los requisitos y se cuenta con la posibilidad real de lograrlo, para así aprovechar todas las oportunidades y ventajas que dicha evolución significaría para el Hospital tanto en términos de calidad en la prestación del servicio, como en resultados económicos.

11. Se debe implementar un nuevo modelo de prestación de servicios, en los términos establecidos en este estudio, orientando el Hospital hacia su transformación en una entidad de alta complejidad, con tendencia a la especialización de cada servicio, a través de la conformación de verdaderos "institutos" (Neumología Pediátrica, Cardiología Pediátrica, Hemato-Oncología Pediátrica, Ortopedia Pediátrica, Gastroenterología Pediátrica, Neurología Pediátrica, etc.).

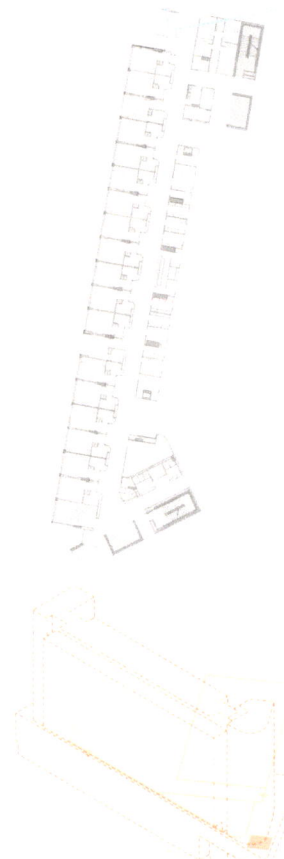

www.ingramcontent.com/pod-product-compliance
Lightning Source LLC
Chambersburg PA
CBHW051018180526
45172CB00002B/396